尿道下裂手术图解

主编　刘中华　范志强

河南科学技术出版社

·郑州·

内容提要

本书作者团队根据近年来积累的约 2000 多例尿道下裂手术经验，总结撰写了本书。全书系统地将各种类型的尿道下裂特点，及其相应的可以采用的手术方法与技巧，以手术实例的方式展现给读者，部分结合手绘简图，直观易懂，注重实用，对从事尿道下裂专业的临床医生定会有所帮助，使尿道下裂患者能够得到更专业和恰当的治疗，并减少手术的并发症。

图书在版编目（CIP）数据

尿道下裂手术图解 / 刘中华，范志强主编 . —郑州 : 河南科学技术出版社 , 2019.11

ISBN 978-7-5349-9685-6

Ⅰ . ①尿… Ⅱ . ①刘… ②范… Ⅲ . ①尿道先天畸形—泌尿系统外科手术—图解 Ⅳ . ① R699.6-64

中国版本图书馆 CIP 数据核字 (2019) 第 192686 号

出版发行：河南科学技术出版社
　　　　　地址：郑州市郑东新区祥盛街27号　　邮编：450016
　　　　　电话：（0371）65738613　　　65788629
　　　　　网址：www.hnstp.cn
策划编辑：李喜婷　邓　为
责任编辑：邓　为
责任校对：崔春娟
整体设计：张　伟
责任印制：朱　飞
印　　刷：河南瑞之光印刷股份有限公司
经　　销：全国新华书店
开　　本：720 mm ×1020 mm　　1/16　　印张：11.5　　字数：170千字
版　　次：2019年11月第1版　　2019年11月第1次印刷
定　　价：128.00元

本书编写人员名单

主　编　刘中华　范志强

编　者　（以姓氏笔画为序）

　　　　刘中华　范志强　皇甫雪军

作者简介

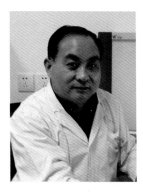

刘中华

河南省人民医院泌尿外科副主任、主任医师（正高二级）、硕士研究生导师，河南省抗癌协会泌尿肿瘤专业委员会名誉主任委员、河南省医师协会泌尿外科分会副会长、中华医学会河南省泌尿外科学会常委，曾任河南省器官移植分会、小儿外科分会委员，河南省学科技术带头人、国家级知名专家，出版专著一部，获国家专利两项，发表文章二十余篇，取得科研成果四项，其中"带蒂包皮双面皮尿道成形术的设计与临床应用"获河南省科技成果二等奖，主要从事临床泌尿外科疾病的诊断与治疗，对尿道下裂与尿道狭窄的诊断与治疗有较深入的研究。

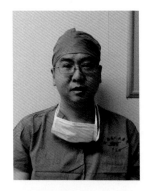

范志强

河南省人民医院泌尿外科主任医师，硕士研究生导师，医学博士
中华医学会河南省泌尿外科学会委员
中华医学会河南省微创外科学会泌尿外科学组委员
河南省老年学会常委
河南省健康科技学会泌尿外科专业委员会常委（第一届）
中国医师协会儿童重症医师分会结构畸形外科委员会委员（第一届）

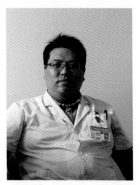

皇甫雪军

河南省人民医院泌尿外科主治医师，医学硕士
河南省老年学会委员
河南省健康科技学会泌尿外科专业委员会委员（第一届）

随着医学的进步，尿道下裂的手术修复成功率有所提高，但和其他的修复重建手术相比，尿道下裂的手术并发症仍然很高。对于初次就诊的各种类型的尿道下裂患者，首次治疗的重要性日益受到重视。也就是说，首次治疗选择合理的手术方式至关重要，不仅手术效果好、成功率高，即使出现了相关的术后并发症，后续治疗也不至于太过复杂。但是临床工作中我们还是会经常遇到复杂性尿道下裂的病例，也就是多次手术后合并各种较难处理并发症的尿道下裂残疾类型，需要术者掌握灵活的手术方式来完成手术修复，必要时需要分期手术来完成尿道重建。河南省人民医院泌尿外科每年完成的尿道下裂手术例数有 300～400 例，近年来积累了数千例的手术经验，总结撰写了《尿道下裂手术图解》一书，全书对各种类型的尿道下裂特点及其相应的可以采用的手术方法与技巧，以手术实例的方式展现给读者，部分结合手绘简图，直观易懂，注重实用，希望对于从事尿道下裂专业的临床医生有所帮助，使尿道下裂患者能够得到更专业、更恰当的治疗，减少手术的并发症。

本书内容是笔者根据自己多年来的尿道下裂手术经验总结，有些观点和方法可能存在偏颇和错误。不足之处，请读者和同道批评指正。

刘中华　范志强

2018 年 12 月于郑州

目 录

第一章
尿道下裂手术总论

第一节 尿道下裂手术的一些争议与共识

虽然近年来尿道下裂学的进展较快，但其手术的并发症仍然较多，失败率仍然较高。有一些手术并发症会给再次手术带来很大的困难，特别是对于尿道下裂残疾的患者，患者及其家庭均承受巨大压力和痛苦，在当今医疗环境下手术医生也面临巨大的压力。

1. 关于手术医生：目前从事尿道下裂手术的医生有普通外科医生、成人泌尿外科医生、小儿泌尿外科医生及整形外科医生，不同专科的医生均从自己的视角来实施尿道下裂手术。但是谁最为适合从事尿道下裂手术呢？没有最佳答案。但至少应该是非常热爱尿道下裂手术学，有满腔的热情；至少掌握最少6种以上最常用尿道下裂术式；至少每年能够参与和完成40例以上手术。否则建议推荐给有丰富经验的尿道下裂专科医生。

2. 关于个体化治疗：文献报告有近300种尿道下裂术式，尿道下裂治疗似易实难，涉及许多技巧，没有一种术式可以完美地应用到所有患儿身上，针对个体选择合适的个体化术式至关重要。

3. 关于手术时机：多数情况下尿道下裂患儿出生后即可得到诊断，但是正确选择手术时机需要与时俱进。美国小儿外科学会建议患儿最佳的手术时间为 6 个月 ~ 12 个月，我们的经验认为 10 个月至 1 岁半为最佳时间。发展中国家的尿道下裂患儿平均手术年龄比发达国家高 5 岁，与医疗知识的陈腐有关。临床上经常遇到不少医生由于知识陈旧，甚至建议患儿学龄前手术，实在是不妥。

4. 关于术前检查及宣教：术前检查及病史询问不要忘记家族史，宣教术前准备及手术后的并发症及处理，以及术后护理等各方面。特别是对于重度尿道下裂的病例，一定要与真两性畸形等鉴别，一般可以通过常规进行染色体核型及性别决定基因（SRY）、多脏器的超声检查来鉴别。临床遇到多例重度尿道下裂误认为女孩，按女性抚养的病例。其他需要注意的是并发畸形情况，如斜疝、隐睾、阴茎阴囊转位、阴茎扭转、重复尿道、前列腺囊肿、先天性心脏病、唇腭裂等合并症情况。有的合并症可以一期矫正，有的需要分期矫正。

5. 关于激素的应用：不推荐使用人绒毛膜促性腺激素（HCG）应用于尿道下裂围手术期。对于小阴茎也一定要小心，因为其长期的安全性仍然不明确。有医生采用双氢睾酮软膏给予阴茎局部外涂效果较佳，可促进阴茎发育，减少全身副作用，但国内没有商品化生产。小阴茎同时合并双侧隐睾可能是 HCG 应用的适应证，部分患儿有低促性腺激素性性腺功能减退症的可能，必要时请小儿内分泌科专家会诊及治疗。

6. 关于器械、缝线、止血技术及敷料：最好采用整形外科器械，采用 6-0 可吸收缝合线，不建议针状电极来止血，推荐使用双极电凝。敷料最好选用美皮贴，外用网状弹力绷带包扎。

7. 关于术式选择：手术的目标是伸直阴茎、尿道正位开口排尿和美观。根据患儿的个体化情况来选择个体化的手术方案。尿道成形术分为两大类：局部带蒂皮瓣转移法及游离移植物法。根据尿道下裂的分型来采用相应手术方法，以取得最佳的治疗效果。总之，一定要强调治疗的个体化。个体化即采用最合理的术式来针对单个个体患儿。

8. 术后护理及随访：术后膀胱痉挛的处理及止痛药物的应用、膀胱造瘘管保持通畅、尿道支架管用庆大霉素定期冲洗、阴茎敷料包扎的松紧等对于手术的成功均至关重要。手术后理想的随访方案是手术后 1 个月、3 个月、6 个月，然后每年随访，出现尿道狭窄及时尿道扩张，必要时可能需要再次手术治疗。尿道扩张效果往往较差，效果不佳者，建议尽早手术干预。

第二节　术者围手术期管理

1. 作为术者要熟悉阴茎的解剖，特别是包皮和阴囊的解剖对于尿道下裂的手术修复至关重要，因为采用局部皮瓣特别是带蒂包皮瓣修复尿道下裂是尿道下裂手术的基础。

2. 尿道下裂的诊断一般较容易，但也有诊断较为困难的情况。通常，出生的婴儿只要有阴茎头裸露就应怀疑存在尿道下裂，再检查尿道外口的位置，是否合并阴茎头下曲或阴茎下弯即可诊断。重度尿道下裂的诊断有时非常困难，临床中常遇到被误认为是女性，按女孩抚养的病例。也遇到过包皮完全覆盖阴茎头，当包皮上翻才发现是尿道下裂或尿道上裂的情况。因此，仔细的查体非常重要。对于特别重度的患儿应行染色体检查。

3. 诊断尿道下裂的同时应关注合并畸形的情况，如先天性心脏病、眼睑下垂、多指畸形、隐睾、鞘状突未闭、阴囊分裂、阴茎阴囊转位等畸形。对于常见的合并症如隐睾等尽可能一期手术，必要时也可以考虑分期手术。

4. 术前准备：涉及患儿、家长及医护人员。包括患儿方面注意会阴的清洁；家长的配合与宣教；治疗方案的制订和实施等。一般需要为患者和家长准备好术前宣教材料。主管护士术前宣教非常重要。

5. 麻醉及体位：一般全麻，取仰卧位。如果取口腔黏膜，需要提前告知麻醉医生，进行鼻腔插管麻醉。

6. 器械准备：选择合适的整形外科器械是完成手术的基础。手术需要使用精细操作的整形器械。刀片通常为 15 号和 11 号刀片，5-0、6-0 及 7-0 可吸收缝线（图

1-2-1），眼科剪及眼科镊（图 1-2-2），膀胱穿刺造瘘可以选择 F8 ~ F12 的微创膀胱穿刺造瘘套件（图 1-2-3），包扎敷料可以使用弹力网套（图 1-2-4）和美皮贴（图 1-2-5），成人阴茎包扎可以使用美皮康银敷料（图 1-2-6），使用专用的套筒可以非常方便地将弹力网套包扎到阴茎上（图 1-2-7）。

7. 术后护理：手术后护理和宣教，以及告知随访内容，告知患者家属注意事项。

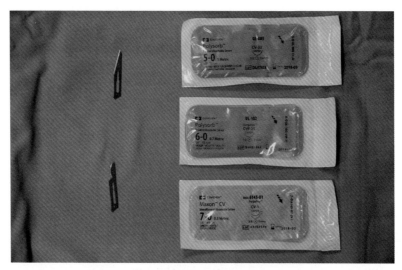

图 1-2-1　11 号、15 号刀片及可吸收缝线

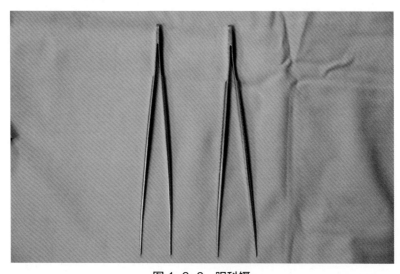

图 1-2-2　眼科镊

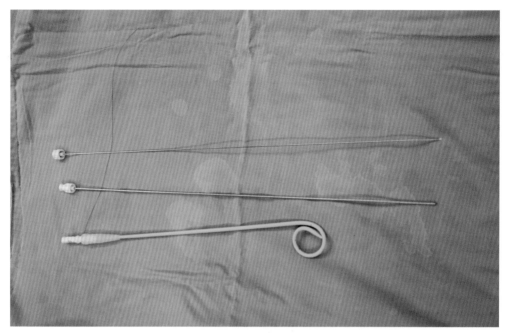

图 1-2-3　膀胱穿刺造瘘套件

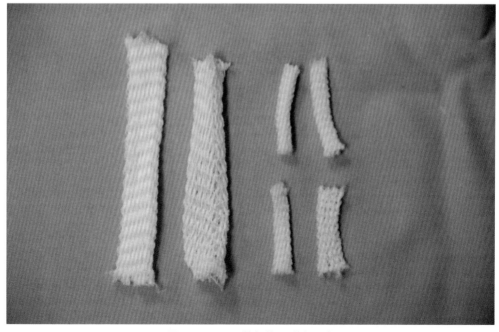

图 1-2-4　阴茎包扎用弹力网套

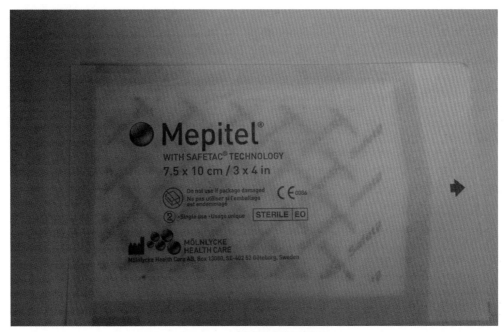

图 1-2-5　阴茎包扎用美皮贴

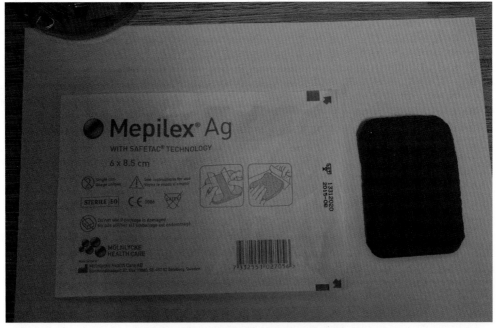

图 1-2-6　阴茎包扎用美皮康银敷料

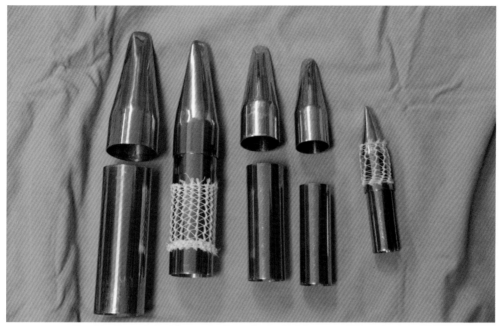

图 1-2-7　包扎阴茎用套筒 （图中器械由李森恺教授惠赠）

第三节　患者围手术期宣教

我们在临床工作中印制了一些关于尿道下裂的患儿教育资料，在患儿最初门诊就诊的时候就发给患儿或患儿家长阅读，以使其了解相关的知识；在患儿住院后将关于手术方面的有关注意事项专门整理打印出来做成宣传页发给患儿或患儿家长。以下资料可以供读者参考。

附录：尿道下裂术后注意事项

1. 术后 6 小时可以让孩子喝流食，如水或很稀的米粥（也就是米油）；孩子可以抱到妈妈的怀里，只要不碰到尿道的管子就行。注意避免管子扯拉。第二天可以进半流食，一般不过分限制饮食，但也不要吃得太多。可以多吃清淡食物和水果，避免出现便秘。如果解大便，妈妈可以把着孩子来排便。

一般造瘘口换药 3 天一次，如果有阴茎少量渗血，阴茎敷料无须更换；出血略多可以喊护士或主管大夫检查一下随时换药处理，但是包扎阴茎的敷料一般不需要换药，通常术后第 9 天才拆除。家长不要太紧张。

2. 有的患者出现肛门部位或阴囊部位发痒的感觉，主要是由于尿道支架管或膀胱造瘘管的刺激造成的，将来拔出管子就会好了，家长不要紧张，可以给孩子揉一揉，分散注意力就行。

3. 有的孩子会出现膀胱痉挛，就是说疼痛，特别是夜间疼痛一阵子。有时候哭闹得厉害，最好可以哄一哄孩子，让他看看动画片，或玩玩玩具之类来分散一下注意力；如果不行的话需要用 1/3 粒的消炎痛栓塞入肛门止痛解痉，也可以口服 1/3 片的索利那新（卫喜康）。

4. 第 4 天就可以从尿道支架管排尿了，可以夹闭膀胱造瘘管，让患儿轻柔排尿，不要太用力，轻轻地排出一长股就行，来冲一下尿道支架管里的积血等；减少尿管源性感染的机会。用力排尿会引起出血或影响愈合。患儿在解大便时可以夹闭膀胱造瘘管，让患儿很自然地排尿。

5. 护士发的红霉素眼膏和消毒的喷剂是在出院后拆除阴茎的敷料后才用到的，主要用到阴茎腹侧的缝合缘上，注意保持阴茎清洁，用棉签蘸生理盐水擦洗后再用其中一种就行了。阴茎别碰伤了，注意清洁。

6. 一般情况下第 9~10 天拆除阴茎的敷料，第 14~16 天才拔出尿道里的小支架管，观察小便 2~3 天，也就是第 19~20 天才最后拔出膀胱造瘘管。当然每个孩子的手术方法不一样，会有差别，出院时一定仔细看看出院医嘱和出院证上的内容。

7. 我们一般让孩子手术后第 6 天就带管子出院了，如果单纯伸直术，或者尿瘘修补术，术后第 4~5 天就出院。如果家离医院近可以回家，如果家离医院远，不方便的话可以在医院附近找地方住下，有问题随时早上来我们科室检查。

8. 手术并发症最多的是尿瘘和尿道狭窄，一般需要相应的处理，尿道狭窄需要随时扩张或住院切开处理，而尿瘘一般需要半年后再次住院修补。

9. 所有的尿道下裂或尿道狭窄类的手术都需要定期随访，因为会出现尿瘘或尿道狭窄等近期或远期并发症，家长一定要按时接受随访。一般术后 1 个月内是狭窄高发时间，如果排尿通畅，术后 3 个月、术后半年、术后 1 年分别来复查一下，如果尿得不好，有问题随时来（科室电话 0371-65897760）。

10. 医学发展还有局限性。一期手术成功率目前世界上是 80%~85%。我们虽然尽最大努力，仍不能达到 100% 的成功，希望家属理解。我们一起努力，共同提高成功率。

第二章
尿道下裂的尿流改道

第一节　膀胱穿刺造瘘术

尿道下裂行尿道成形术是否需要尿流改道，目前仍有争议。我们的经验是行膀胱造瘘尿流改道，目前膀胱造瘘使用的穿刺引流套件多数为一件一步式的穿刺引流套件，穿刺引流套件管径非常小且微创，F8~F12 不等（见第一章第二节图1-2-3），但是管腔足够大，通常 F8 或 F10 就已经足够引流。

膀胱造瘘穿刺的具体方法：常规消毒铺单后，留置细的导尿管充盈膀胱，充盈要适当，通常都可以触及充盈的膀胱，在下腹正中耻骨联合上方二横指处，用11号尖刀片刺开一 2~3mm 的切口，穿刺套件垂直穿刺，拔除针芯后，穿刺套件有固定线适当收紧缠绕于引流套件末端后固定即可接引流袋。拔除引流管时，可以直接剪断引流管，直接拔除即可。穿刺的过程中，膀胱充盈要适当，避免过度充盈，以免膀胱破裂；要注意穿刺的深浅要适当，避免穿刺过深出现直肠损伤等相关并发症。

当然也并不是所有的尿道成形手术都需要进行膀胱造瘘尿流改道。笔者认为膀胱造瘘尿流改道可能只适合部分患者。如果不采用尿流改道的方法，则要选择经尿道自然引流尿液或排尿，可以留置双腔气囊尿管或在尿道支架管内再留置很细的引流管来导尿（即管套管技术），择期再拔除细尿管后带支架管排尿，但需要支架管和阴茎头妥善固定，否则尿道支架管可能会因排尿被冲出来。如果采用双腔气囊尿管，则拔除尿管时，气囊的膨大部分在拔出尿道时可能会对新成形的尿道有损伤。

目前极少采用经会阴造口的方法来进行尿流改道。

第二节　尿道支架管技术

根据患者年龄大小及阴茎发育情况，尿道内留置 F6 或 F8，或 F12、F14 大小不等的气囊尿管。或采用多孔硅胶支架管留置阴茎段尿道，至成形段尿道近端 2 ~ 3cm，多孔硅胶支架管内再留置非常细的小引流管至膀胱，以引流膀胱内尿液。多孔硅胶支架管需要在阴茎头用缝线妥善固定。术后第 4~5 天后拔除支架管内的细引流管，可以自主排尿冲洗硅胶支架管内的分泌物。如图 2-2-1、图 2-2-2 所示。

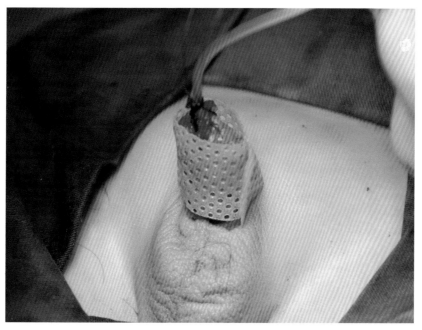

图 2-2-1　尿道支架管内留置细引流管

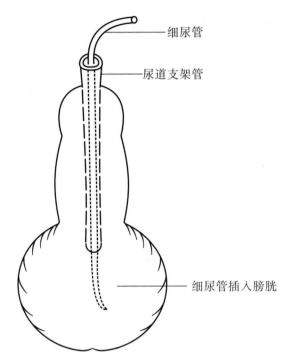

细尿管

尿道支架管

细尿管插入膀胱

图 2-2-2　多孔尿道支架管内再留置细尿管入膀胱示意图

第三章
尿道下裂相关基础手术

第一节　阴茎下曲与阴茎伸直术

尿道下裂患者多数合并有阴茎下曲，尿道下裂通常越严重，阴茎弯曲越明显，而阴茎伸直术属于尿道下裂修复术的重要步骤。较重的阴茎下曲需要切断尿道板来伸直阴茎，或加用阴茎背侧海绵体折叠才能伸直阴茎。术中可以通过人工勃起实验来确定阴茎伸直是否满意。

手术前在患者麻醉较浅的时候，可以人工刺激阴茎诱发阴茎勃起，来了解术前阴茎弯曲的程度；如果下曲超过 30 度即需要矫正。较重的阴茎弯曲通常需要切断尿道板来充分伸直阴茎。下曲不重者，可切除阴茎腹侧，尤其是尿道两侧发育不良并纤维化的阴茎筋膜组织，多数可以达到矫正下曲的目的。如果不放心，可以通过人工勃起实验证实矫正的效果。如果仍有阴茎弯曲，则说明较重的阴茎弯曲已经引起阴茎海绵体白膜发生变性，需要加用阴茎海绵体背侧折叠缝合的方法来矫正。其优点是手术相对简单，缺点是以缩短阴茎长度为代价。也可以用阴茎海绵体腹侧补片的方法，但临床应用尚未广泛开展。

阴茎背侧折叠矫正的方法有两种，一种是常用的 Nesbit 术式，其优点是简单，缺点是可能复发，特别是对于青春期或年龄较大的患者，阴茎的勃起力量较大则复发的可能性较大；另一种手术方法是沿着阴茎海绵体白膜分离出阴茎背侧的神经血管束，用橡皮筋提起，在阴茎海绵体背侧的白膜上做平行的切口（与阴茎的长轴垂直），折叠缝合，效果确切可靠，缺点是手术较复杂（图 3-1-1 ~ 图 3-1-5）。

　　人工勃起实验即阴茎根部用止血带（可以用橡皮筋，或医用橡皮手套的手套边）加压阻断血流，用皮试针头或其他细针头穿刺阴茎头或阴茎根处的白膜，注入生理盐水，观察勃起后阴茎伸直的情况。

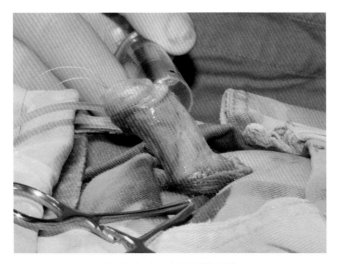

图 3-1-1　人工勃起实验

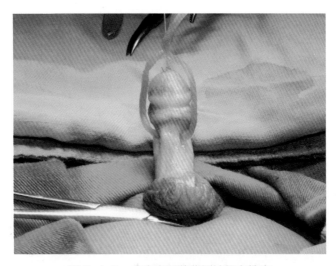

图 3-1-2　分离出阴茎背侧神经血管束

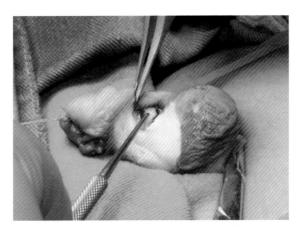

图 3-1-3　阴茎海绵体背侧平行切口

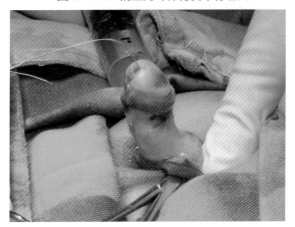

图 3-1-4　间断缝合后再次人工勃起实验

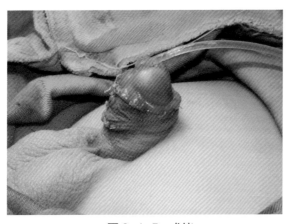

图 3-1-5　术毕

第二节　口腔舌黏膜的切取术

（一）手术步骤

1. 鼻腔插管麻醉以方便切取舌黏膜，口腔消毒后用开口器撑开口腔（图 3-2-1）；用舌钳钳夹舌尖方便牵拉。

2. 根据手术需要，用记号笔和尺子标记出需要切取的舌黏膜的长度和宽度（图 3-2-2）；一般取舌的底面，距舌侧缘的味蕾 2~3mm；必要时可以取双侧舌黏膜。

3. 取 20mL 生理盐水，加入 2 滴肾上腺素，注射器抽取适当混合液后行切取部位的舌黏膜下注射，方便切取和止血（图 3-2-3）。

4. 用乳头状的 15 号刀片切取舌黏膜（图 3-2-4、图 3-2-5）；创面双极电凝止血，创面用 5-0 可吸收缝线连续锁边缝合（图 3-2-6）。

5. 切取的舌黏膜条需要修整，去除舌黏膜下的脂肪和肌肉纤维组织，备用（图 3-2-7、图 3-2-8）。

（二）注意事项

双击电凝创面止血，创面 5-0 连续锁边缝合，严格止血。

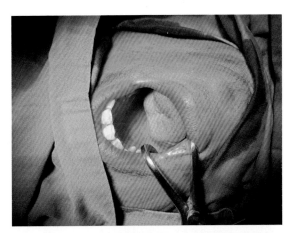

图 3-2-1　鼻插管麻醉，开口器撑开口腔

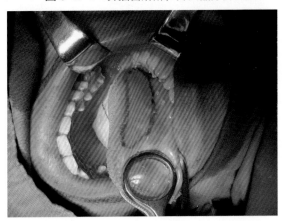

图 3-2-2　舌钳钳夹舌尖牵引，记号笔标记

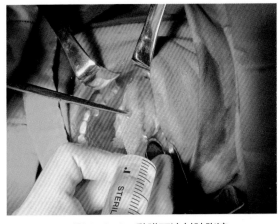

图 3-2-3　黏膜下注射肿胀液

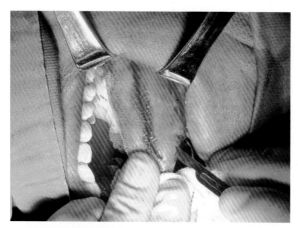

图 3-2-4　沿标志线切开舌黏膜

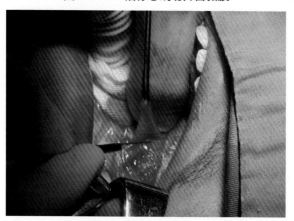

图 3-2-5　乳突刀黏膜下切取

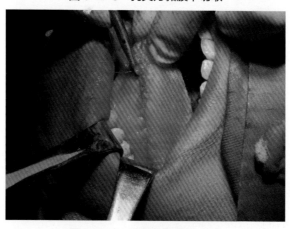

图 3-2-6　连续锁边缝合止血

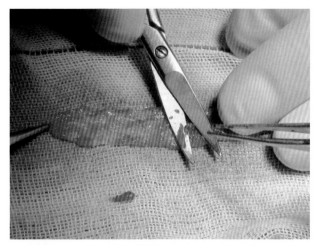

图 3-2-7　去除舌黏膜下脂肪及肌肉纤维组织

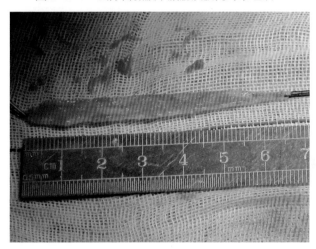

图 3-2-8　切取的舌黏膜条

第三节　口腔颊黏膜切取术

（一）手术步骤

1.鼻腔插管麻醉以方便切取颊黏膜，口腔消毒后用开口器撑开口腔；口唇处缝数针，1号丝线用作牵开口腔。

2. 记号笔标记腮腺管开口，避免损伤，一般腮腺管开口在上颌第二磨牙的位置（图 3-3-1）。

3. 根据手术需要，用记号笔和尺子标记出需要切取的颊黏膜的长度和宽度（图 3-3-2）。

4. 取 20mL 生理盐水，加入 2 滴肾上腺素，注射器抽取适当混合液后行切取部位的颊黏膜下注射，方便切取和止血（图 3-3-3）。

5. 用乳头状 15 号刀片切取颊黏膜（图 3-3-4、图 3-3-5）；创面双极电凝止血，创面不缝合（图 3-3-6）。

6. 切取的黏膜条需要修整，去除黏膜下的脂肪和纤维组织，备用（图 3-3-7）。

（二）注意事项

记号笔标记好腮腺管开口，避免损伤；双击电凝创面止血，创面一般不缝合。

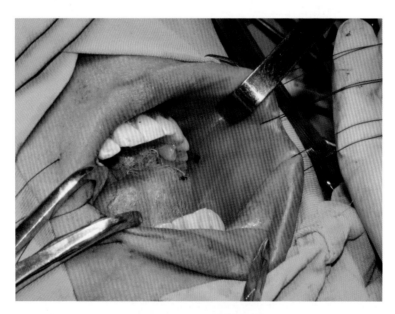

图 3-3-1　标记腮腺管开口

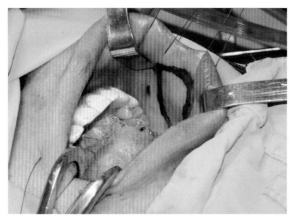

图 3-3-2　标记出切取颊黏膜范围

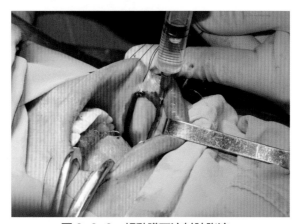

图 3-3-3　颊黏膜下注射肿胀液

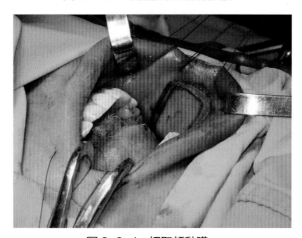

图 3-3-4　切取颊黏膜

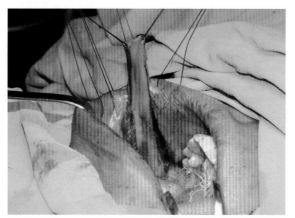

图 3-3-5 切取黏膜条

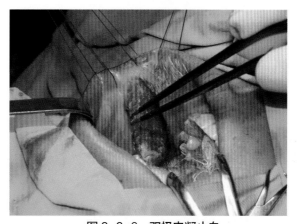

图 3-3-6 双极电凝止血

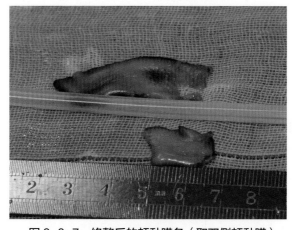

图 3-3-7 修整后的颊黏膜条（取双侧颊黏膜）

第四节　阴囊分裂融合术

（一）适应证

部分尿道下裂患儿合并有阴囊分裂，即阴囊对裂，两侧阴囊呈分开状，影响外观，阴囊分裂的沟槽易藏污纳垢，易于感染，因此需要行阴囊分裂矫形再融合术。

（二）手术步骤

1. 记号笔标记切除线（图 3-4-1、图 3-4-2）。

2. 沿标志线切除皮肤（图 3-4-3）。

3. 用可吸收线缝合皮下及皮肤，对合皮肤，皮肤外翻缝合（图 3-4-4）。

（三）注意事项

阴囊分裂的中隔处皮肤切除要充分，以获得满意的阴囊外观；避免因皮肤切除不充分形成残存的阴囊分裂而影响外观。

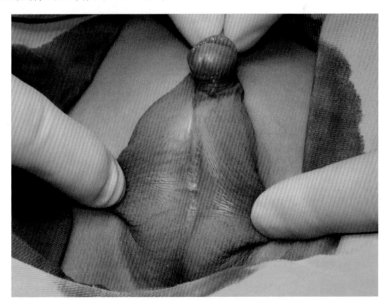

图 3-4-1　阴囊分裂

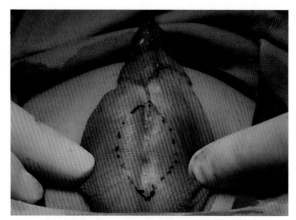

图 3-4-2　用记号笔标记切除范围

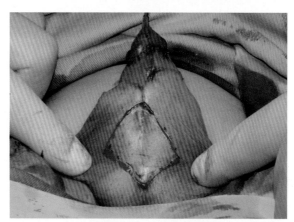

图 3-4-3　去除上皮

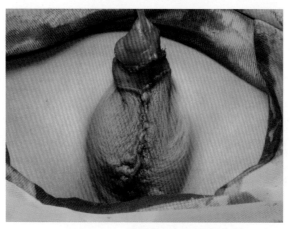

图 3-4-4　阴囊对裂矫正后形态

第一节 单纯阴茎伸直术（阴茎头正位开口阴茎下曲）

（一）适应证

尿道口正位开口或阴茎头型尿道下裂合并有轻度阴茎头下曲的患者；阴茎海绵体性下曲明显，或尿道发育很差引起阴茎弯曲的患儿不适合此术式。

（二）手术步骤

1. 留置细尿管，以方便术中确定尿道的位置，以防切破尿道（图 4-1-1、图 4-1-2、图 4-1-3）。

2. 冠状沟下方环形切开，在阴茎腹侧尿道处，往往会有尿道海绵体发育缺陷，尿道薄弱，可以行"U"形切口或尿道外口近侧切开皮肤，以防切破尿道（图 4-1-4）。

3. 阴茎脱套皮肤，特别是阴茎腹侧的尿道沟两旁发育不良的纤维条索要充分切断，以充分伸直阴茎；行阴茎勃起实验了解阴茎伸直情况（图 4-1-5）。

4. 松开阴茎根部的止血带，双极电凝严格止血后，阴茎背侧包皮正中切开，修整形成 Byars 瓣，转移至阴茎腹侧（图 4-1-6、图 4-1-7），补充腹侧的皮肤缺损。

5. 间断缝合皮肤，可于术后第 2 天拔除尿管，自主排尿（图 4-1-8、图 4-1-9）。

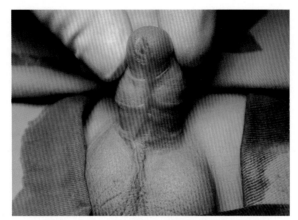

图 4-1-1　术前情况：尿道口开口基本正位

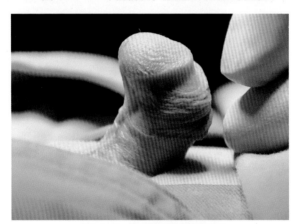

图 4-1-2　勃起后阴茎下曲

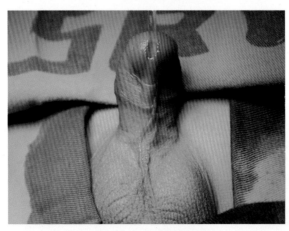

图 4-1-3　留置尿管

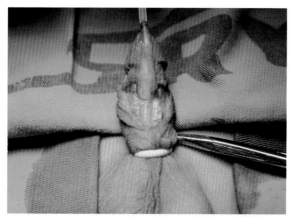

图 4-1-4 沿 Buck 筋膜表面脱套阴茎皮肤，避免切破尿道

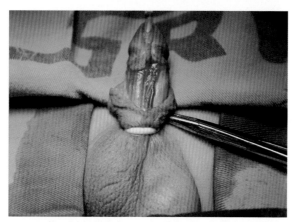

图 4-1-5 尿道两侧有发育不良的纤维条索，需要充分切断以伸直阴茎

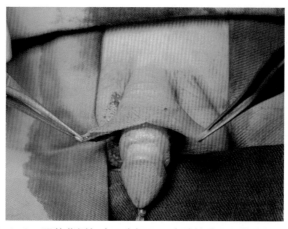

图 4-1-6 阴茎背侧包皮正中切开，皮肤转移至阴茎腹侧覆盖创面

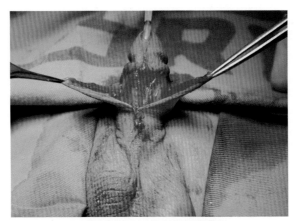

图 4-1-7　转移至阴茎腹侧

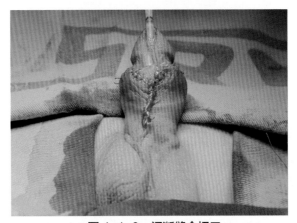

图 4-1-8　间断缝合切口

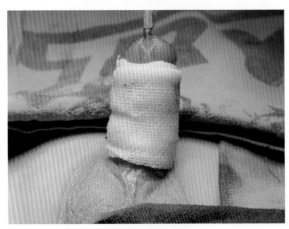

图 4-1-9　包扎

（三）注意事项

切开前应做阴茎人工勃起实验，脱套及切断阴茎腹侧纤维索带组织后再次进行人工勃起实验，如果仍有阴茎下曲明显者应改变术式；人工勃起实验结束时先松开止血带，再拔除针头；脱套阴茎皮肤时避免损伤阴茎腹侧发育不良且较薄弱的尿道；部分即使切断腹侧发育不良的纤维条索仍不能充分伸直阴茎的患儿，确因尿道发育差、尿道短所致阴茎下曲者，要放弃此术式改为尿道成形术；如为阴茎海绵体变性所致阴茎下曲，应加做阴茎背侧折叠术；留置的尿管术后第 2 天即可拔除，自主排尿。

第二节　Duckett 术式
（横裁带蒂包皮皮瓣管状尿道成形术）

Duckett 术式是利用带血管蒂的包皮内板岛状皮瓣做尿道成形术，是尿道成形术式中最主流的手术方法之一。带蒂包皮内板皮瓣血运丰富，包皮组织取材方便，与尿道口邻近，包皮组织弹性好，抗尿液刺激能力强，厚度适中，无毛发生长，是尿道成形的良好材料。Duckett 手术充分利用了阴茎皮肤的生理解剖特点，设计合理，术后阴茎外观类似包皮环切术后。目前该术式仍是国内外主流手术方式之一。其缺点是手术操作较复杂，对术者手术技巧要求较高。

（一）手术适应证

阴茎下曲需要切断尿道板的患者；阴茎中间型、后端型尿道下裂。

（二）手术步骤

1.膀胱穿刺造瘘，尿流改道。

2.距冠状沟 0.3~0.5cm 处环形切开包皮内板至 Buck 筋膜表面脱套阴茎皮肤（图 4-2-1、图 4-2-2）。

3.阴茎腹侧发育不良的纤维条索充分切断，阴茎伸直，尿道口退缩，人工勃起实验检查下曲矫正情况（图 4-2-3、图 4-2-4）。

4. 根据尿道缺损的长度，取阴茎背侧包皮内板的矩形岛状皮瓣；皮瓣的宽度和小儿年龄大小及阴茎发育情况相一致；皮瓣的边角处缝牵引线方便切取矩形带蒂皮瓣（图 4-2-5）。

5. 矩形皮瓣围绕多孔硅胶支架管，用 6-0 可吸收线间断缝合成皮管；血管蒂长度适当游离（图 4-2-6、图 4-2-7）。

6. 自阴茎右侧将带蒂的皮管尿道旋转至阴茎腹侧；原尿道口 6 点处纵形切开少许以扩大吻合口；尿道皮管的近端与原尿道口吻合（图 4-2-8）。

7. 阴茎头隧道法分离隧道后，将硅胶支架管及皮管尿道远端自阴茎头下隧道引出阴茎头；用 5-0 或 6-0 可吸收缝线与阴茎头连续缝合，固定硅胶支架管；皮管尿道需在海绵体腹侧白膜间断固定数针（图 4-2-9、图 4-2-10）。

8. 纵向切开阴茎背侧包皮，适当修剪成圆弧样，向阴茎两侧包绕，形成 Bayer 皮瓣，剪裁缝合覆盖阴茎腹侧；美皮贴包绕阴茎后网套包扎阴茎（图 4-2-11~ 图 4-2-14）。

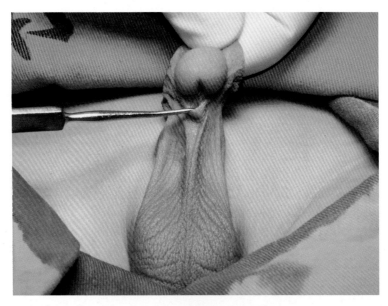

图 4-2-1　中间型尿道下裂阴茎下曲

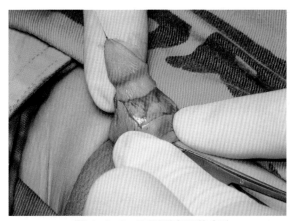

图 4-2-2　环形脱套阴茎皮肤

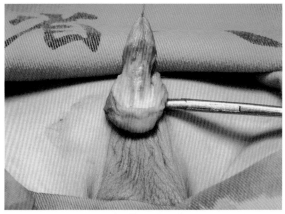

图 4-2-3　充分切除阴茎腹侧发育不良的纤维条索

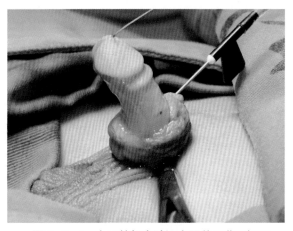

图 4-2-4　人工勃起实验证实阴茎下曲已矫正

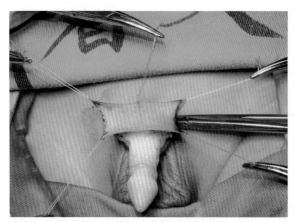

图 4-2-5　矩形皮瓣的切取

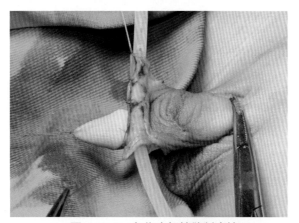

图 4-2-6　包绕支架管缝制皮管

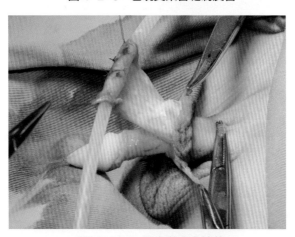

图 4-2-7　适当游离血管蒂

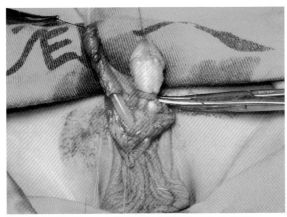

图 4-2-8　自阴茎右侧转移至阴茎腹侧

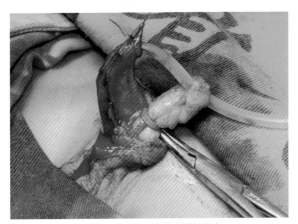

图 4-2-9　阴茎头隧道法

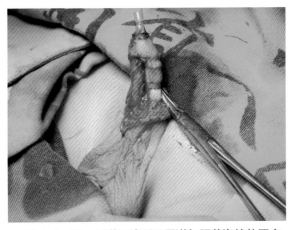

图 4-2-10　尿道口成形及尿道与阴茎海绵体固定

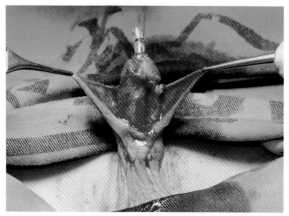

图 4-2-11　Bayer 皮瓣剪裁覆盖阴茎腹侧创面

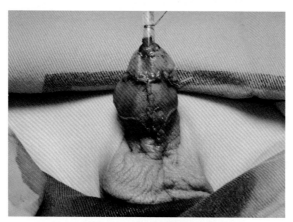

图 4-2-12　间断缝合创面

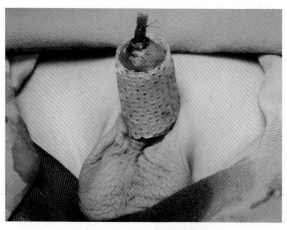

图 4-2-13　美皮贴包绕

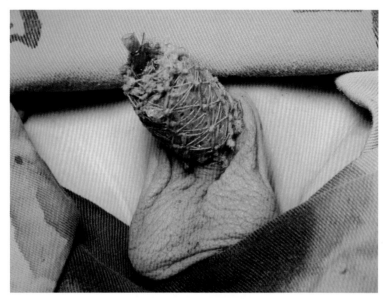

图 4-2-14　小网套包扎

（三）手术注意事项

1. 矩形皮瓣的长度和宽度要适当。

2. 血管蒂的游离要适当，保持血运良好。

3. 尿道吻合口要宽大，轻微的外翻吻合可能会更好地避免狭窄；另外，尿道外口同样需要宽大以避免狭窄。

4. 阴茎皮肤及皮瓣的皮肤应当尽可能地保留，避免过多的裁剪丢失，以免出现尿瘘、尿道狭窄等并发症后再次手术时阴茎局部材料缺乏。

（四）体会

Duckett 术式是利用带血管蒂的包皮内板岛状皮瓣进行尿道成形，仍属国内外的主流手术方式之一。其他许多术式多是基于 Duckett 手术改进，因此需要充分掌握此术式。对于多数中重度的尿道下裂合并阴茎下曲的患者，若保留尿道板阴茎下曲则无法矫正，应果断切断尿道板。Duckett ＋ Duplay 术式也可以用于一期修复近端型的尿道下裂。其缺点是手术操作较复杂，手术技巧要求较高。其手术并发症主要还是尿瘘和尿道狭窄。

第三节　双面包皮皮瓣法尿道成形术的手术步骤及手术技巧

（一）手术适应证

1. 阴茎型尿道下裂；阴茎阴囊型尿道下裂。

2. 部分阴囊型尿道下裂可使用或联合尿道口周围基底皮瓣法尿道成形来完成一期修复（双面包皮瓣加 Duplay 术式）

（二）手术步骤及技巧

1. 常规生理盐水充盈膀胱，行耻骨上膀胱穿刺造瘘术，留置 F8~F10 导管行尿流改道。

2. 距冠状沟 3~5mm 处环形切开包皮内板一周，深至 Buck 筋膜表面，沿 Buck 筋膜表面分离，阴茎腹侧纤维条索组织充分切断和切除，将阴茎皮肤脱套至阴茎根部，阴茎充分伸直（图 4-3-1~ 图 4-3-8）。

3. 同方向牵引阴茎头和包皮内外板交界处的皮肤，沿与冠状沟相对应的包皮外板皮肤表面横行切开，沿阴茎皮肤与包皮血管蒂之间的间隙向阴茎根部分离，包皮皮瓣的血管蒂部要足够长，自阴茎右侧旋转至阴茎腹侧。

4. 依据尿道缺损的长度决定横行剪裁包皮内板的长度和宽度，一般保留包皮内板的宽度为 1.5~1.8cm，包绕 F8~F14 自制多孔硅胶支架管，用 6-0 可吸收线间断全层缝合成皮管，制作成新尿道，即包皮内板轴形皮管形成尿道，共蒂包皮外板用于阴茎腹侧覆盖（图 4-3-9~ 图 4-3-15）。

5. 双面包皮内板皮管的近端和近端尿道吻合，吻合时采用 6-0 可吸收线间断全层吻合法，一般缝合 6 针即可（图 4-3-16、图 4-3-17）。

6. 皮管远端自阴茎头下隧道穿出至阴茎头正位尿道口处，采用 5-0 可吸收线连续法将新建尿道即内板皮管与阴茎头人工隧道边缘皮肤连续缝合，避免阴茎头隧道海绵体出血，同时固定硅胶支架管。用6-0可吸收线间断数针将新成形的尿道与阴茎海绵体腹侧间断缝合固定，以避免出现游离尿道。

7. 修剪包皮外板皮肤，使其大小合适后用5-0或6-0可吸收线间断缝合覆盖阴茎腹侧（图4-3-18、图4-3-19）。

8. 术毕覆盖美皮贴及双层弹力绷带加压包扎阴茎，防止阴茎头下隧道出血及阴茎皮下出血及感染。

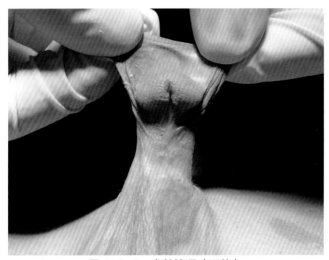

图4-3-1　术前情况（正位）

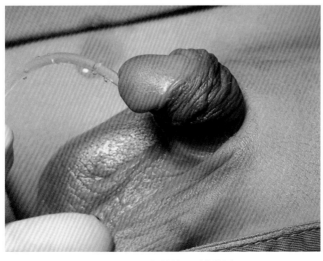

图4-3-2　术前情况（侧位）

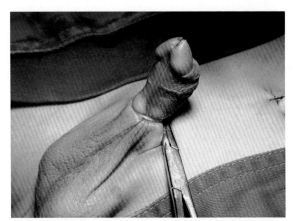

图 4-3-3　膀胱穿刺造瘘尿流改道

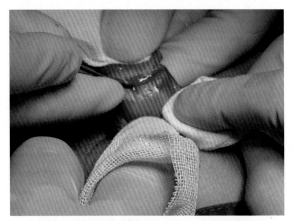

图 4-3-4　距冠状沟 3~5mm 处环形切口

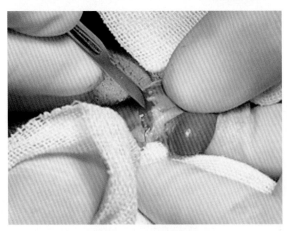

图 4-3-5　切断尿道板

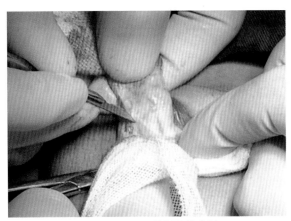

图 4-3-6　脱套阴茎皮肤

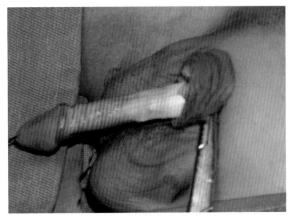

图 4-3-7　脱套及阴茎伸直完成

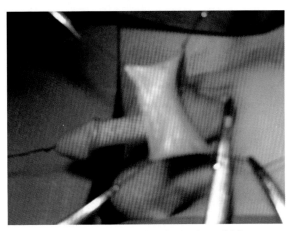

图 4-3-8　牵引线牵引取矩形皮瓣

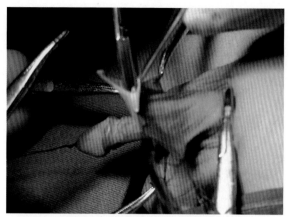

图 4-3-9　眼科剪分离矩形皮瓣

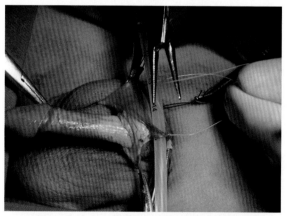

图 4-3-10　围绕多孔硅胶支架管缝制尿道

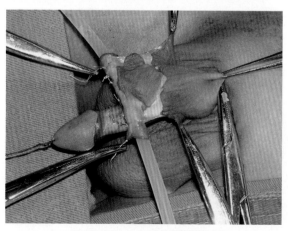

图 4-3-11　取外板共蒂皮瓣

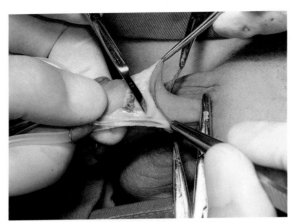

图 4-3-12 分离血管蒂

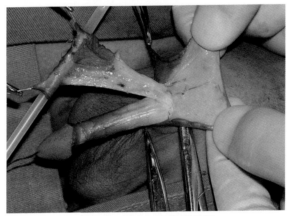

图 4-3-13 血管蒂适当

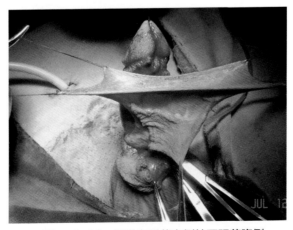

图 4-3-14 轻松自阴茎右侧转至阴茎腹侧

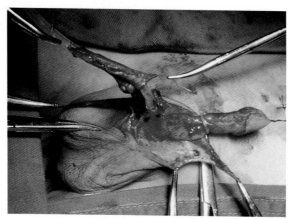

图 4-3-15　近端尿道口

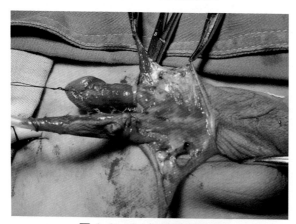

图 4-3-16　近端尿道口吻合

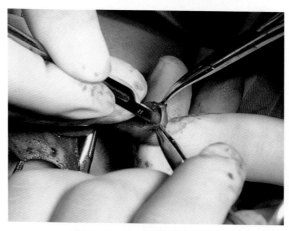

图 4-3-17　阴茎头人工隧道

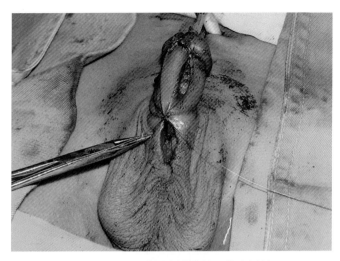

图 4-3-18 外板皮肤覆盖阴茎腹侧创面

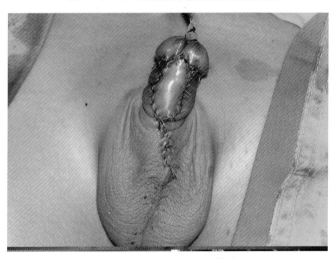

图 4-3-19 术毕时阴茎外观

（三）术后处理

术后第 9~10 天拆除包扎阴茎的弹力绷带（网套）及美皮贴，若发现包扎过紧，则及时松解调整。术后每天使用庆大霉素 2mL 冲洗硅胶支架管，术后第 5 天即开始每日经支架管轻柔排尿 2 次，一般术后第 11~12 天拔除硅胶支架管，同时夹闭膀胱造瘘管试排尿。若排尿通畅、无尿瘘，2 天后拔除膀胱造瘘管；如果出现小的瘘口，则开放膀胱造瘘管，暂不排尿，延迟拔除膀胱造瘘管。小的瘘口有愈合可能，若尿瘘已经成熟、上皮化则拔除膀胱造瘘管，6~10个月后行二期修补尿瘘；若出现尿道狭窄、尿道憩室等情况则给予相应处理。

（四）手术注意事项

在手术的具体实施中应注意：①首先要充分伸直阴茎；确因阴茎海绵体致阴茎下曲明显者，行背侧折叠。②血管蒂的分离和裁取长度要适当避免张力和血管蒂血管的损伤，这样才能避免阴茎的扭转和保证包皮内外板有良好的血液循环。③新成形的尿道要和阴茎海绵体固定数针以避免出现"游离尿道"。④新尿道和已经退缩尿道外口要间断全层吻合，要注意避免内翻和外卷，尽可能降低尿道吻合口狭窄的发生率。⑤转移至阴茎腹侧的包皮外板要给予适当的修剪，避免出现皮肤臃肿而影响外观。⑥阴茎头正位尿道外口大小要适当，避免出现尿道外口狭窄而继发尿道憩室样改变。

（五）手术体会

双面包皮皮瓣法尿道成形术是在包皮内板成形尿道（Duckett）的基础上裁取适量的外板皮肤，形成共血管蒂的内、外板皮瓣，在包皮皮管尿道转移至阴茎腹侧后与其共蒂的外板皮肤自然成为阴茎腹侧的皮肤，既弥补了阴茎腹侧的皮肤缺损，也使新尿道得到了充分的覆盖。这样多层次、无张力、血供良好的组织覆盖有效减少尿瘘的发生。双面包皮皮瓣法尿道成形术式有如下优点：①弥补了 Duckett 术新建尿道及吻合口外覆盖组织少的缺点，保留了皮肤的完整性及屏障作用。②双面包皮皮瓣法转移后的新尿道浅层无创腔，减少了 Duckett 术在内板成形尿道后需转移背侧包皮覆盖尿道后的愈合过程。③双面包皮皮瓣血管蒂内含左右阴茎浅动脉形成的完整血管网，血供较好。④在尿道成形后，阴茎腹侧的外板皮肤在愈合后保持平展，不易出现阴茎腹侧皮肤的皱褶或皮赘形成，增加了阴茎外形的美感。

第四节　带蒂双面包皮皮瓣法联合 Duplay 一期修复重度尿道下裂

部分重度尿道下裂（阴囊型、会阴型）患儿，手术伸直阴茎后尿道的缺损较长，采用单一的皮瓣通常不能修复尿道，可以采用带蒂双面包皮皮瓣法（PPDIF）联合尿道口周围皮瓣卷管的方法，即双面包皮皮瓣联合 Duplay 的方法一期修复重度尿道下裂。

（一）手术适应证

部分阴囊型和会阴型的初次治疗患儿。

（二）手术步骤

1. 膀胱造瘘尿流改道。

2. 矫正阴茎下弯，充分伸直阴茎。

3. 裁取双面包皮皮瓣（详见双面包皮皮瓣术式）（图 4-4-1 ~ 图 4-4-5）。

4. 裁取 Duplay 皮瓣，围绕原尿道口做"U"形切口，裁取适当宽度的皮瓣，6-0 可吸收缝线间断缝合成皮管（图 4-4-6）。

5. 带蒂包皮双面皮瓣法缝制的皮管的近端与 Duplay 皮管吻合；远端经阴茎头隧道穿至阴茎头形成正位尿道开口，与阴茎头皮肤吻合。将 PPDIF 皮管尿道的缝合缘正对阴茎腹侧白膜并间断固定，缝合包皮血管蒂覆盖皮管吻合口。分离 Duplay 皮管两侧的阴囊皮肤，缝合肉膜覆盖 Duplay 皮管，无张力缝合 PPDIF 的外板与周围的阴茎阴囊皮肤，成为覆盖阴茎腹侧的皮肤。新尿道内留置多孔硅胶支架管（图 4-4-7、图 4-4-8）。

6. 包扎：透气的美皮贴敷料覆盖阴茎，同时采用弹力网套包扎。

7. 术后处理：同前面的双面包皮术式尿道成形章节（图 4-4-9、图 4-4-10）。

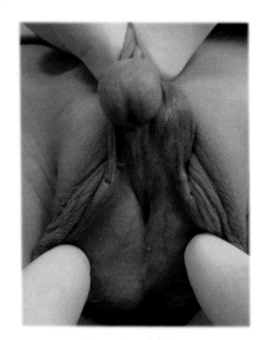

图 4-4-1　术前情况

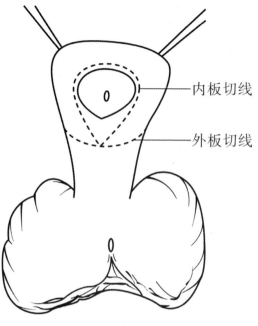

图 4-4-2　切口示意图

内板切线

外板切线

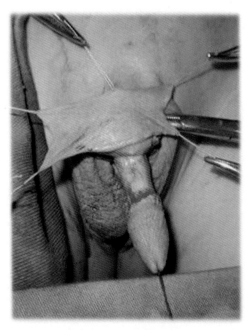

图 4-4-3　矩形皮瓣

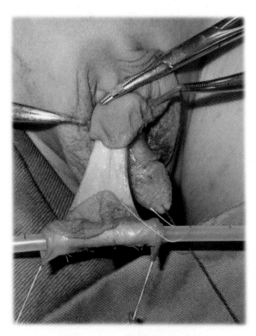

图 4-4-4　带蒂双面包皮

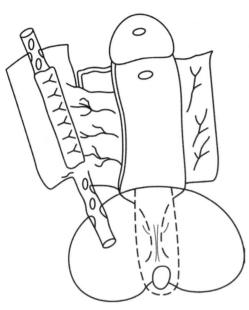

图 4-4-5　双面包皮联合尿道口周围皮瓣示意

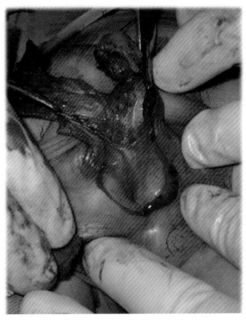

图 4-4-6　切取尿道口周围皮瓣

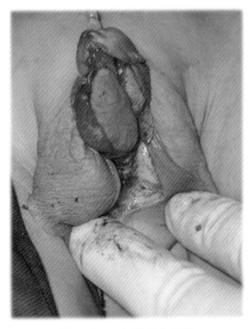

图 4-4-7　尿道吻合成形

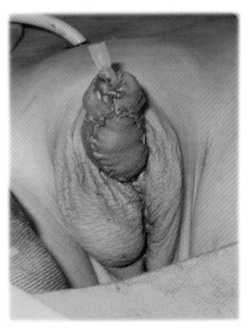

图 4-4-8　术毕外观

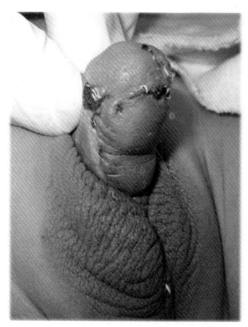

图4-4-9 术后2周拔除尿道支架管

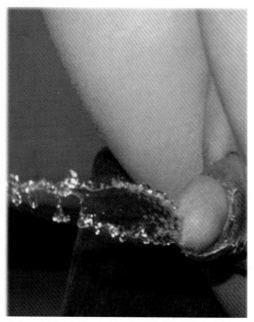

图4-4-10 术后排尿

（三）手术体会

部分重度尿道下裂的阴茎下弯明显，阴茎充分伸直后尿道缺损较长，阴茎腹侧缺乏重建尿道的材料及覆盖尿道的皮肤，修复较为困难，单用带蒂双面包皮皮瓣法尿道成形，成形尿道的长度不足，可以同时联合采用裁取尿道口周围基底皮瓣法（Duplay）来完成一期尿道成形，实际上和Duckett加Duplay术式类似。手术的缺点是该术式操作较复杂，有一定的尿瘘和尿道狭窄的发生率；同时不能用于阴茎背侧包皮量不足的病例。

（四）手术注意事项

1. 彻底松解、切除阴茎腹侧的纤维索带组织，充分伸直阴茎，必要时人工勃起实验，若仍弯曲则需要行阴茎背侧的白膜折叠。

2. 裁取的包皮皮瓣长度不宜过长，吻合后的新尿道需要保证两端的血液供应，否则容易出现近端尿道吻合口的狭窄，或出现尿道外口的狭窄。

3. Duplay不宜做过多的分离，以免影响到吻合口的血运，而皮瓣两侧的阴囊皮肤可做充分的游离，以保证肉膜层无张力覆盖皮管尿道吻合缘，降低尿瘘和尿道狭窄的发生率。

第五节 尿道板纵切卷管尿道成形术（TIP 术）

（一）适应证

适合于前端型尿道下裂同时无明显下曲的患儿，对于少数中间型或少数近端型患儿同时无明显阴茎下曲，或有既往手术史、阴茎已经伸直的患儿可以考虑采用此术式。对于阴茎下曲明显者，若采用此术式则需要阴茎背侧折叠来纠正阴茎下曲。

（二）手术步骤

1. 细尿管充盈膀胱后耻骨上膀胱造瘘；阴茎头可缝合牵引线方便手术，牵引线也可以在手术结束时用于固定尿道内的支架管。

2. 用记号笔标记围绕尿道口的"U"形手术切缘；"U"形切口标志线围绕尿道口，尿道板两侧切口向远端延伸至阴茎头尿道沟（图 4-5-1、图 4-5-2）。

3. "U"形切口切开并松解浅筋膜，深度达 Buck 筋膜表面，两侧尿道板向内侧翻转（图 4-5-3）。

4. 尿道内留置适当粗细的多孔硅胶支架管，阴茎头牵引线固定（图 4-5-4）。

5. 阴茎头尿道沟切口需要充分切开，并游离出阴茎头两侧翼，以覆盖成形的尿道并便于阴茎头成形。

6. 尿道板背侧纵形切开，深度达 Buck 筋膜表面，若尿道板较宽阔也可以不需要纵形切开尿道板；初次手术患者脱套阴茎皮肤。

7. 将两侧的尿道板用 6-0 可吸收线间断缝合（图 4-5-5）；部分患者（特别是初治患者）可以取阴茎背侧去上皮的肉膜瓣，作为隔水层覆盖、加固成形的尿道，降低尿瘘的发生率；也可以打开阴囊，取一部分睾丸鞘膜作为隔水层。

8. 对于初次手术的患者，修整并转移阴茎背侧的包皮，覆盖阴茎腹侧的组织缺损；对于再次手术患者，如阴茎已伸直，已经重建尿道板，可以间断缝合皮下，纵褥式缝合皮肤；间断纵褥式缝合阴茎头两翼，重建阴茎头（图 4-5-6、图 4-5-7）。

9. 固定尿道内的支架管并用网套包扎阴茎（图 4-5-8）。

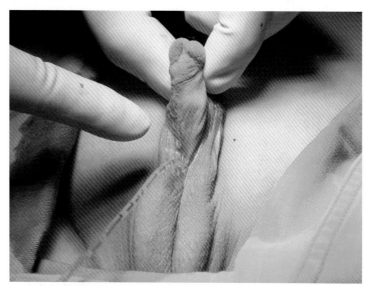

图 4-5-1　术前情况：既往有一次手术史，阴茎已伸直，既往重建有尿道板

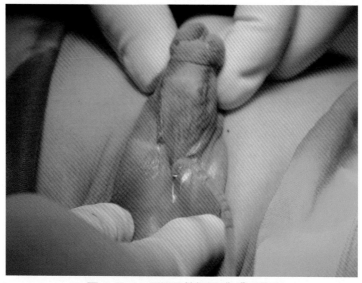

图 4-5-2　用记号笔标记"U"形切口

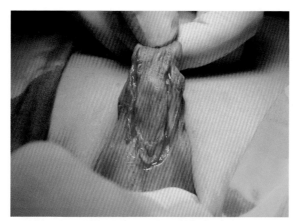

图 4-5-3　沿标志线切开

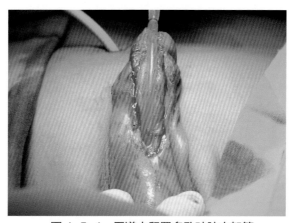

图 4-5-4　尿道内留置多孔硅胶支架管

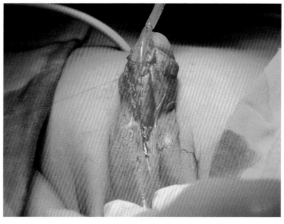

图 4-5-5　尿道板卷管缝合成新尿道

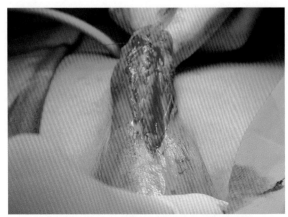

图 4-5-6　阴茎头两翼切开阴茎头成形

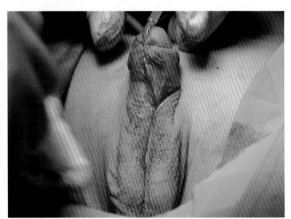

图 4-5-7　皮下组织间断缝合

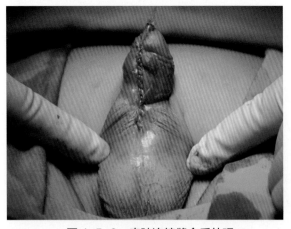

图 4-5-8　皮肤连续缝合后外观

（三）手术体会

对于既往一期阴茎伸直术后，尿道板重建后的患者，采用此术式时可以将围绕尿道口的"U"形的尿道板切口，设计成两侧不对称的"U"形，可以使皮管尿道的缝合缘与覆盖的皮肤缝合缘错开，以降低尿瘘的发生率；初次治疗的患者可以采用包皮皮下肉膜或睾丸鞘膜作为隔水层，以降低尿瘘的发生率；对于阴茎下曲的患者需要阴茎背侧折叠的方法来矫正，如果阴茎本身发育较差，折叠可缩短阴茎，不建议采用此术式；注意阴茎头两翼的切开要彻底，否则容易出现阴茎头成形缝合时有张力，导致尿道口退缩的情况。

第六节　Mathieu 术式（尿道口基底皮瓣尿道成形术）

（一）手术适应证及禁忌证

1. 适应证：冠状沟型、冠状沟下型尿道下裂，有或无阴茎头下曲而无阴茎下弯的患者；或阴茎下弯可以通过阴茎背侧折叠（Nesbit 或 Basking 术式）矫正的患者。阴茎头腹侧最好是宽沟槽型、阴茎头外观腹侧为扁平形的类型。

2. 禁忌证：阴茎体中间型、阴茎体近端型；小阴茎头型或圆锥形阴茎头类型；阴茎腹侧尿道口近端尿道及皮肤皮下组织发育不良者均不适合此术式。

（二）手术步骤

1. 首选需要确定阴茎是否有下曲，是否需要行下曲矫正；必要时行阴茎勃起实验；阴茎头的形态是否是腹侧宽沟槽类型（图4-6-1、图4-6-2）。

2. 用尺子测量尿道口距离阴茎头之间的距离，确定需要裁取的阴茎尿道口近端皮瓣的长度和宽度，用无菌记号笔标记出来（图4-6-3）；依据患儿的阴茎大小的具体情况来确定需要裁取的带蒂皮瓣的长度和宽度。

3. 用5-0可吸收缝线缝合阴茎头一针，用于牵拉阴茎方便手术，同时也可用于固定尿道内的多孔硅胶支架管；硅胶支架管的大小依据患儿阴茎大小来确定。

4. 沿记号笔标记切开线切开阴茎皮肤皮下至 Buck 筋膜表面，阴茎头两翼处也需要充分切开（图 4-6-4）；尿道口的矩形皮瓣小心游离，使向上翻转的皮瓣无张力，同时要保护好皮瓣蒂部的血液循环（图 4-6-5）。

5. 适当脱套阴茎皮肤；双击电凝止血；脱套阴茎皮肤时注意阴茎腹侧尿道口近端的纤维条索要充分切断，可以进一步矫正阴茎下曲。

6. 尿道内留置适当粗细的多孔硅胶支架管。皮瓣向上翻转，用 6-0 可吸收线与阴茎头的尿道板缝合（图 4-6-6）。阴茎头两翼间断缝合恢复阴茎头的正常形态，特别注意间断缝合时确保组织无张力；若有张力，说明阴茎头两翼的游离不充分，需要再次充分切开。

7. 脱套的阴茎皮肤背侧正中适当切开后转移至阴茎腹侧覆盖阴茎腹侧的皮肤缺损（图 4-6-7）。

8. 尿道内硅胶支架管保留 12~14 天可拔除；自主排尿通畅后拔除膀胱造瘘管。

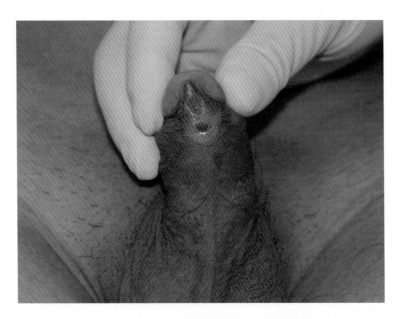

图 4-6-1　阴茎头为沟槽型尿道口，位于冠状沟下方

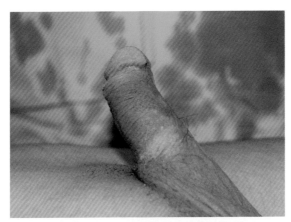

图 4-6-2　阴茎勃起后无明显下曲

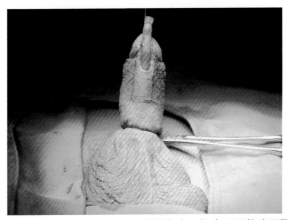

图 4-6-3　用记号笔标记皮瓣宽度、长度及阴茎头两翼

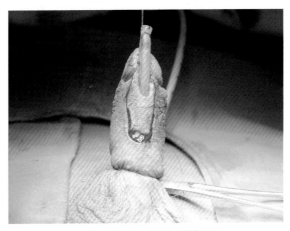

图 4-6-4　沿标志线切开

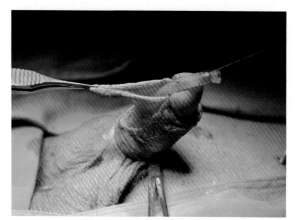

图 4-6-5　带蒂的翻转皮瓣

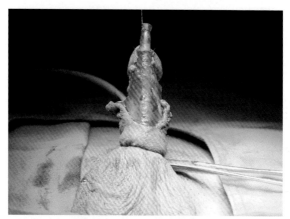

图 4-6-6　皮瓣与尿道板缝合

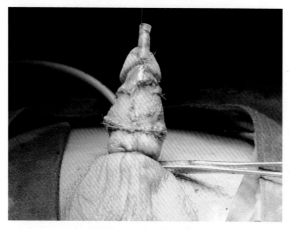

图 4-6-7　术后情况

（三）手术体会

Mathieu 术式一般适合阴茎无明显弯曲或仅有轻微下曲、尿道开口为阴茎体前型的患者；阴茎头的形态为沟槽型最好；手术的关键点在于阴茎头两翼的切开要充分，缝合时确保无张力，一旦有张力则术后会愈合不佳，出现尿道口的退缩或狭窄。为降低尿瘘的发生率，可以取一部分带蒂的包皮皮下肉膜组织作为隔水层，在缝合尿道板后作为隔水层以降低尿瘘的发生率；但要注意增加隔水层可能会增加阴茎头两翼间断缝合的张力。

第七节　纵形包皮岛状皮瓣尿道成形术

（一）适应证

1. 较适合于阴茎体前型和阴茎体中间型的阴茎型尿道下裂。

2. 阴茎背侧包皮量较丰富。

（二）手术步骤

1. 距冠状沟下方 0.3~0.5cm 环形切开包皮内板至 Buck 筋膜浅层，彻底切除纤维索和挛缩组织，以矫正阴茎下曲；尿道外口退缩，必要时行勃起实验检查阴茎下曲矫正是否充分。

2. 修剪退缩的尿道外口至正常尿道海绵体组织，腹侧正中切口扩大尿道口。

3. 设计并切取纵行包皮内板岛状皮瓣：测量修剪后尿道口至阴茎头的距离即尿道缺损的长度，若缺损较短时，使用包皮内板为主；缺损较长时，包皮内外板联合应用。记号笔标记需要裁取的纵形的矩形皮瓣。

4. 沿记号笔标志线切开皮肤，于皮下游离、切取纵形的矩形皮瓣，皮瓣的血管蒂部适当游离，灯光透照下在血管蒂的正中无血管区处纵行切开，呈一宽阔裂隙的纽扣孔（图 4-7-1、图 4-7-2）；将阴茎头自裂隙处引出；阴茎头像纽扣样引出至血管蒂的背侧，即纵形瓣转移至阴茎头的腹侧（图 4-7-3）。

5. 尿道内留置多孔硅胶支架管，纵形皮瓣围绕支架管间断缝合成管状，近端与修剪后尿道外口间断法吻合，远端自人工阴茎头隧道法引出阴茎头，尿道外口成形。

6. 卷管的尿道与阴茎海绵体固定数针。

7. 阴茎背侧的包皮皮瓣 Byar 瓣转移至阴茎腹侧，适当修剪后间断缝合闭合阴茎腹侧的创面（图 4-7-4、图 4-7-5）。

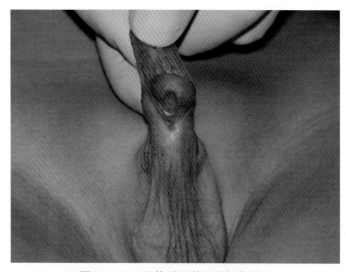

图 4-7-1　阴茎型尿道下裂包皮充裕

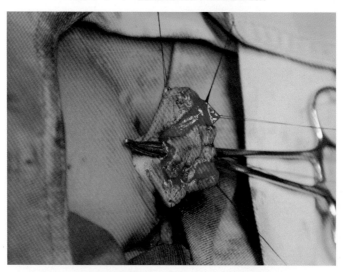

图 4-7-2　阴茎背侧。纵形皮瓣，血管蒂纽扣孔

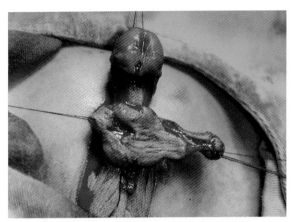

图 4-7-3　纵形皮瓣转移至阴茎腹侧

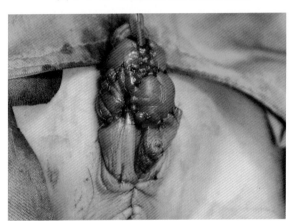

图 4-7-4　阴茎头隧道法，尿道外口成形，Byar 皮瓣覆盖腹侧创面

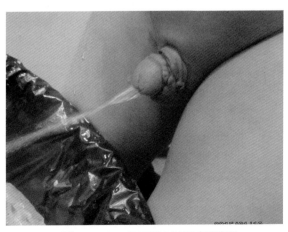

图 4-7-5　术后第 22 天排尿情况

（三）注意事项

纵行包皮内板岛状皮瓣主要以包皮的内外板成形尿道，在切取皮瓣时可最大限度地保留皮瓣的血管蒂；血管蒂的中间无血管区域切开呈裂隙样的纽扣孔，纵行岛状皮瓣转移至腹侧时扭曲幅度较小，从而对血管蒂的影响较小。成形皮管的循环好，与尿道口吻合后愈合快，纵向成形尿道的缝合缘自然与阴茎海绵体白膜紧贴，成形尿道两侧与白膜缝合固定，皮瓣蒂部在尿道两侧进一步覆盖缝合缘，术后成活率高，尿瘘的发生率低。术后阴茎外观较好，皮瓣及血管蒂部对称，一般无阴茎扭转现象；该术式一般适用于普通的阴茎体前型和中间型尿道下裂，不适合较重的阴茎根型或阴茎阴囊型尿道下裂。

第八节　预置阴茎远端尿道分期尿道成形术
（第一期手术和第二期手术）

（一）手术适应证

重度尿道下裂包括阴茎阴囊型、阴囊型和会阴型，大都合并严重的阴茎下曲，通常需要切断尿道板进行尿道重建。由于缺损尿道长，手术难度大，一期修复的手术并发症发生率高达 20% ～ 50%，有学者报告再次手术比例可高达 44% 。对于部分患者可以采用分期手术以提高手术成功率，预置阴茎远端尿道分期成形术是一种很好的方法。

（二）手术方法

1.均采用全麻下分期手术，第一期手术充分伸直阴茎，同时行带蒂横行包皮岛状皮瓣或双面包皮岛状皮瓣阴茎远端部分尿道成形，6~8 个月后行二期尿道周围皮瓣皮管法尿道成形，即将远端尿道的近端口和原尿道口之间的缺损尿道重建成形。

2.一期阴茎伸直加横裁包皮内板岛状皮瓣远端尿道成形术。全麻成功后，常规下腹部及会阴区消毒铺巾。手术步骤：距冠状沟约 5mm 处环形切开包皮内板一周，即切断尿道板，深至 Buck 筋膜表面，沿 Buck 筋膜表面分离，阴茎腹侧纤维条索组织充分切断和切除，将阴茎皮肤脱套至阴茎根部，阴茎充分伸直，必要时行阴茎海绵体人工勃起实验，确保阴茎充分伸直。同方向牵引阴茎头和包皮内外板交界处的皮肤，沿与冠状沟相对应的包皮外板皮肤表面横行切开，沿阴茎皮肤与包皮血管蒂之间的间隙向阴茎根部分离，包皮皮瓣的血管蒂部要足够长，自阴茎右侧旋转至阴茎腹侧。依据尿道缺损的长度决定横行剪裁包皮内板的长度和宽度，一般保留包皮内板的宽度为 1.5~1.8cm，包绕 F8~F14 自制多孔硅胶支架管，用 6-0 可吸收线间断全层缝合成皮管制作成新尿道，即包皮内板轴形皮管形成尿道，共蒂的包皮外板覆盖在阴茎腹侧（图 4-8-1~ 图 4-8-3）。双面包皮内板皮管近端的后壁和近端尿道尿道板缝合，皮管近端前壁即缝制好皮管的内外板皮肤间断缝合。缝合时采用 6-0 可吸收线间断全层吻合法，一般缝合 6 针即可；皮管远端自阴茎头下隧道穿出至阴茎头正位尿道口处（阴茎头隧道技术），采用 6-0 可吸收线将新建尿道即内板皮管与阴茎头人工隧道口连续缝合，避免阴茎头海绵体出血，同时固定硅胶支架管（图 4-8-4）。6-0 可吸收线间断数针将新成形的尿道与阴茎海绵体缝合固定，以避免出现游离尿道。修剪包皮外板皮肤，使其大小合适后用 5-0 或 6-0 可吸收线间断缝合覆盖阴茎腹侧。形成一段预置的阴茎远端尿道，即形成一段旷置的尿道（图 4-8-5）。如果患者的包皮发育差，包皮量少，不足以行横裁带蒂双面包皮皮瓣，则采用常用的仿 Duckett 术式，横裁包皮皮瓣成形尿道后，阴茎背侧包皮正中适当剪开后尽可能转移至腹侧覆盖阴茎腹侧皮肤缺损，形成一段预置的阴茎远端尿道（图 4-8-9~ 图 4-8-13）。合并有隐睾者行睾丸下降固定术。原阴囊或会阴尿道口留置尿管。术毕用凡士林纱布适当加压包扎阴茎，防止阴茎头下隧道出血及阴茎皮下出血及感染。术后处理：术后静脉应用抗生素 3 天；术后每天使用庆大霉素 2 支冲洗预置阴茎远端尿道内硅胶支架管，术后第 9~10 天拆除包扎敷料，若发现包扎过紧，则及时松解。一般术后第 11~12 天拔硅胶支架管，留置的尿管一般术后第 2 天即可以拔出。

3. 二期局部尿道周围皮瓣皮管法近端尿道成形术。全麻下手术，常规生理盐水充盈膀胱行耻骨上膀胱穿刺造瘘术，留置 F10 单猪尾引流尿管行尿流改道。以一期手术成形的预置远端尿道的近端开口和原尿道口的连线为轴线，根据 Thiersch-Duplay 尿道成形原理，设计局部皮瓣。皮瓣的宽度根据患者的年龄适当调整（15~24mm），必要时皮管正中线纵形切开至深筋膜以增加宽度。插入多孔硅胶支架管至原尿道口近端至少 2~3cm，硅胶支架管远端以缝线固定于阴茎头。将形成的局部皮瓣卷向腹侧，围绕尿道支架管用 6-0 可吸收线间断或连续缝合；皮瓣周围的筋膜层间断加固一层后，连续或间断横褥式缝合皮肤（图 4-8-6~ 图 4-8-8；图 4-8-14~图 4-8-17）。同时对存在的阴囊分裂给予融合矫正。

术后处理：术毕美皮贴加弹力绷带适当加压包扎；术后静脉应用抗生素 3 天；术后每天使用庆大霉素 2mL 冲洗硅胶支架管，术后第 4~5 天进行轻柔排尿，每天 2~3 次，冲洗尿道支架管内分泌物；一般术后第 11~12 天拔硅胶支架管，同时夹闭膀胱造瘘管进行试排尿。若排尿通畅、无尿瘘则 2 天后即可拔除；如果出现小的瘘口，则开放膀胱造瘘管，暂不排尿，延迟拔除膀胱造瘘管。小的瘘口有愈合可能，若尿瘘已经成熟、上皮化则拔除膀胱造瘘管，6~8 个月后行二期修补尿瘘；若出现尿道狭窄、尿道憩室等情况则给予相应处理。

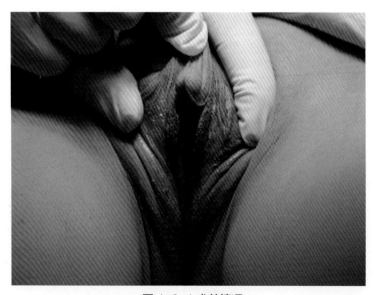

图 4-8-1 术前情况

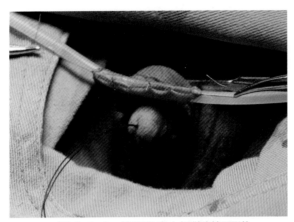

图 4-8-2 横裁包皮内板缝制新尿道

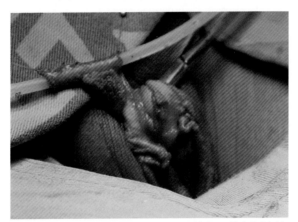

图 4-8-3 横裁部分包皮外板，双面包皮共蒂自阴茎右侧旋转至阴茎腹侧

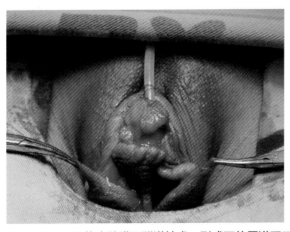

图 4-8-4 阴茎头黏膜下隧道技术，形成正位尿道开口

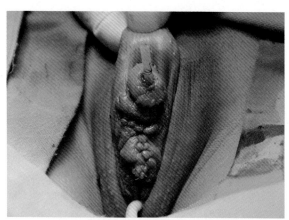

图 4-8-5　阴茎右侧旋转至阴茎腹侧，第一期预置阴茎远端尿道完成

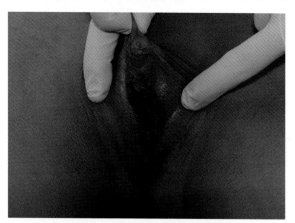

图 4-8-6　第二期手术前情况

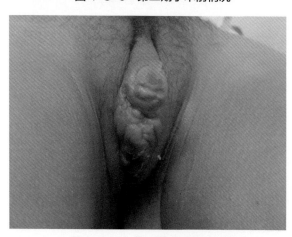

图 4-8-7　第二期术后第 10 天

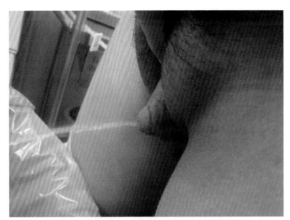

图 4-8-8 二期手术术后排尿情况

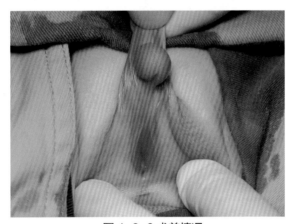

图 4-8-9 术前情况

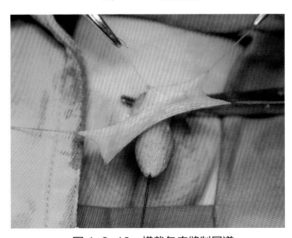

图 4-8-10 横裁包皮缝制尿道

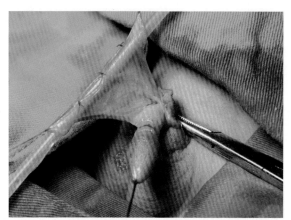

图 4-8-11 充分游离蒂部后自阴茎右侧旋转至阴茎腹侧

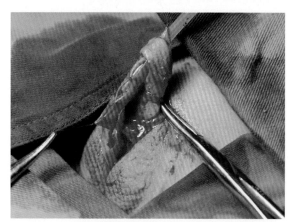

图 4-8-12 阴茎头隧道技术，形成正位尿道开口

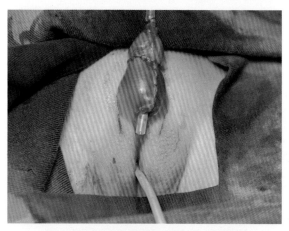

图 4-8-13 完成阴茎远端部分尿道成形

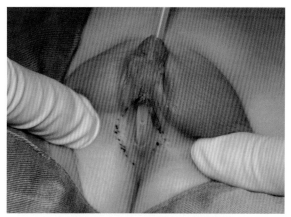

图 4-8-14　二期手术术前情况

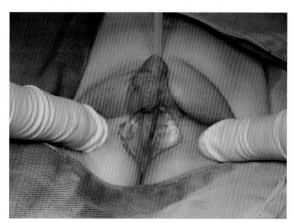

图 4-8-15　取适当宽度的局部皮瓣

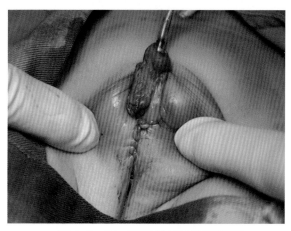

图 4-8-16　二期术后完成尿道重建

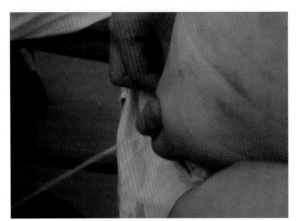

图 4-8-17 术后排尿情况

（三）手术的注意事项

1. 首先要选择合适的患者，最好选择重度尿道下裂（即后端型）同时合并严重阴茎下弯的患者。

2. 选择合适的术式，切断尿道板，充分伸直阴茎，必要时行人工勃起实验，此时根据阴茎腹侧皮肤缺损的程度及患者包皮发育的情况，如果包皮量充足，可以采用横行双面包皮皮瓣法来预置阴茎远端尿道；如果包皮发育较差，可以采用仿Duckett 术式行预置阴茎远端尿道。

3. 血管蒂的分离和裁取长度要充分避免张力和血管蒂血管的损伤，这样才能避免阴茎的扭转和保证包皮内外板有良好的血液循环。

4. 预置阴茎的远端尿道要和阴茎海绵体固定数针以避免出现"游离尿道"的情况，同时阴茎头正位尿道外口大小要适当，避免出现尿道外口狭窄而继发二期手术术后尿道憩室样改变。

5. 二期手术为防止尿瘘的发生，局部皮瓣成形尿道后再次间断缝合一层周围筋膜组织，必要时行转移部分阴囊筋膜组织瓣来形成中间保护层，降低尿瘘的发生率；同时行阴囊融合术纠正阴囊分裂等合并症。

（四）手术体会

传统的分期手术中（Byars 术式），第一期手术主要是解决阴茎下曲，同时行阴茎背侧包皮及皮肤尽可能转移到腹侧，预建尿道床，在第二期手术行长段的阴茎皮肤卷管尿道成形。Byars 术式尿道口往往无法成形于阴茎头正位，原因在于阴茎头部尿道成形较困难，尿道口往往因为阴茎头部尿道缝合时有张力，尿道外口常常退缩至冠状沟处，难以达到接近正常的阴茎外观；同时二期成形的尿道长度较长，容易出现尿瘘（图 4-8-18~ 图 4-8-20）。Bracka 对分期手术的贡献在于 Bracka 分期手术中提出在一期手术中同时用包皮或游离移植物如口腔黏膜等扩充阴茎头，以利于在二期手术中阴茎头部尿道成形。术后尿瘘的发生率较高，因此近期对于分期手术的具体手术方式，不断有学者提出应该赋予一期手术新的内涵，分期手术中的第一期应该尽可能多地进行尿道修复重建，部分近端或远端成形尿道，部分矫正阴囊转位等。

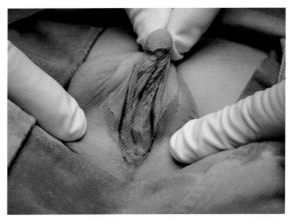

图 4-8-18 重度尿道下裂一期传统 Byars 术式伸直术后

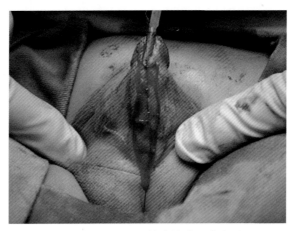

图 4-8-19 原位皮管法尿道成形

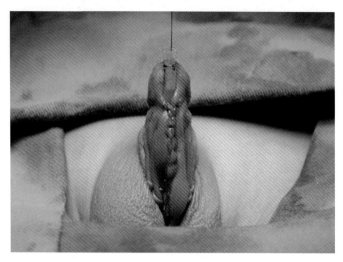

图 4-8-20　手术完成（传统尿道二期手术术后外观）

　　为克服传统分期手术的缺点，我们采用预置阴茎远端尿道分期成形治疗重度尿道下裂，所有患者均合并有严重的阴茎下弯，需要切断尿道板进行尿道重建。横行带蒂双面包皮瓣和 Duckett 术是成熟的一期成形术式，对于重度尿道下裂患者，我们采用此术式来进行阴茎远端尿道重建，远端尿道留置有硅胶支架管。因远端尿道为成形的旷置尿道，无尿液通过，远端成形尿道愈合能力强，同时阴茎能够充分伸直，成形的尿道也可以做到阴茎头正位开口。第二期手术采用局部皮瓣卷管尿道成形术完成整个修复手术。二期手术较传统二期手术简单，原因即在于需要成形的尿道较短，也相当于长段尿瘘修复，术后出现尿瘘和尿道憩室等并发症的发生率较传统二期手术相对较低。即使出现相关的并发症，再次手术处理一般较容易。预置阴茎远端尿道可以采用双面包皮术式或仿 Duckett 术式。分期手术因手术相对简单、可重复性强而学习曲线相对较短。分期手术的优势是对于重度尿道下裂手术后功能和外观手术效果好，分期手术能充分伸直阴茎并能避免术后再次出现阴茎下曲，同时分期手术可以将手术难度和风险分散到各期，降低并发症发生率，获得良好的阴茎外观。分期手术中第一期手术应为二期手术奠定良好基础，创造尿道成形的良好条件。慎重选择分期手术并选择合适的术式，并不是观念上的保守和技术上的倒退。

第九节　"Y"形阴囊双皮瓣一期尿道成形加阴茎阴囊转位矫正术

（一）适应证

部分重度尿道下裂（阴囊型、会阴型）合并阴茎阴囊转位且背侧包皮不充裕的患者（患儿），可以采用"Y"形阴囊皮瓣尿道成形来修复此类重度尿道下裂。

（二）手术步骤

1. 膀胱造瘘尿流改道留置膀胱造瘘管。

2. 距冠状沟 0.5cm 处环形切开包皮内板，沿 Buck 筋膜表面分离脱套阴茎皮肤，充分伸直阴茎，必要时阴茎背侧白膜折叠矫正下弯（图 4-9-1、图 4-9-2）。

3. 测量尿道缺损的长度，阴茎根部皮肤及阴囊"M"形切口，根据新尿道的长度，切取双侧阴囊内侧宽 0.6~0.8cm 带蒂皮瓣，皮瓣根部延伸围绕尿道口，皮瓣呈"Y"形（图 4-9-3、图 4-9-4）。

4. 适当游离皮瓣至无张力，注意保存血运，用 6-0 可吸收缝线皮内、对边、内翻缝合"Y"形皮瓣的两支成为皮管、缝合尿道口周围皮瓣，包绕 F8~F12 多孔硅胶支架管，远端经阴茎头皮下隧道穿至阴茎头做成正位尿道开口，与阴茎头缝合固定（图 4-9-5）。

5. 将新皮管尿道的内侧缝合缘正对阴茎腹侧白膜并固定。

6. 纵切阴茎背侧包皮，移至阴茎体部腹侧覆盖远侧新建尿道吻合缘，并与周围阴囊皮肤无张力缝合，近侧新建尿道及缝合缘用阴囊皮肤及肉膜层缝合覆盖。

7. 缝合其余阴囊皮肤，使两侧阴囊融合，纠正阴茎阴囊转位（图 4-9-6~图 4-9-8）。

（三）术后处理

术后第 4~5 天即可带支架管自主排尿冲洗尿道支架管；术后第 12~14 天拔除尿

道内尿道支架管排尿，如通畅 1~2 天后可以拔除膀胱造瘘管。

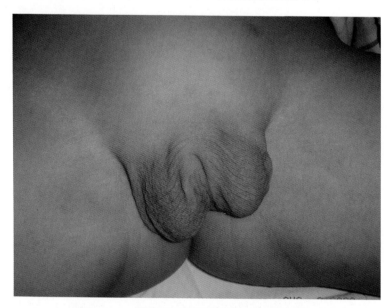

图 4-9-1　术前外观阴茎阴囊转位并重度尿道下裂

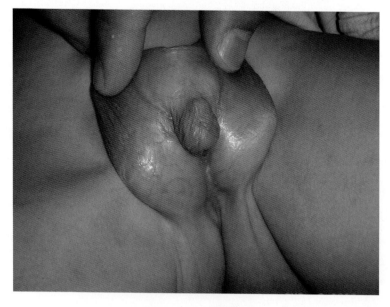

图 4-9-2　术前外观

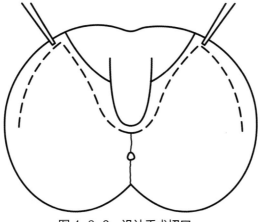

图 4-9-3 设计手术切口

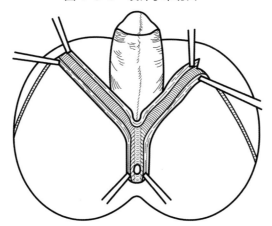

图 4-9-4 设计切取 "Y" 形皮瓣

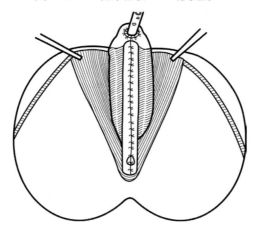

图 4-9-5 "Y" 形皮瓣尿道成形并转位矫正

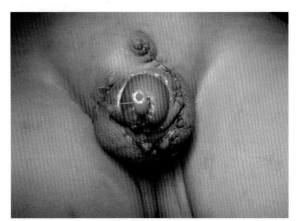

图 4-9-6 术毕外观

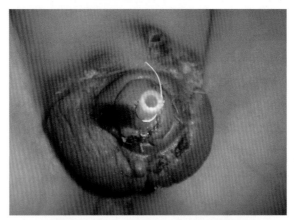

图 4-9-7 术后第 17 天拔除支架管前

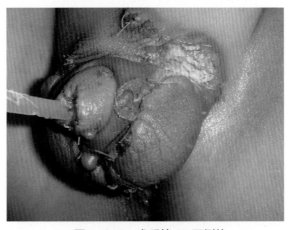

图 4-9-8 术后第 17 天侧位

（四）手术体会

部分重度尿道下裂（阴囊型或会阴型）的阴茎下弯明显，常伴有其他畸形，如阴茎、阴囊发育不良，阴囊分裂及转位，隐睾等，手术修复比较困难，且其在手术伸直阴茎后尿道的缺损较长，可以采用分期手术的策略；如果采用一期手术修复，通常采用横裁包皮带蒂岛状皮瓣法 Duckett 联合 Duplay 术式或采用双面包皮术式联合 Duplay 术式修复阴茎背侧包皮充裕的重度尿道下裂患者，同时主张二期修复合并的阴茎阴囊转位。但这种方法不适合背侧包皮不充裕的重度尿道下裂病例。

背侧包皮不充裕的重度尿道下裂患者常需要采用其他材料如舌黏膜替代物等做尿道成形。但因无固定血运，术后容易出现替代物挛缩、尿道狭窄等合并症，同时取材所造成的手术创伤大、并发症较多，因而认为该方法仅用于不适宜带蒂皮瓣代尿道和多次手术失败、局部取材困难的病例。亦有采用阴囊纵隔皮肤岛状皮瓣法修复阴茎、包皮少的尿道下裂，但此带蒂的阴囊皮瓣长度常不能满足重度尿道下裂的新尿道长度，且阴囊皮瓣容易回缩，可出现阴茎外观不满意等，而其他的术式如逆行缝合尿道板皮瓣联合阴囊耦合皮瓣尿道成形术的病例较少，疗效不确定，同时此类型的重度尿道下裂大部分伴有阴茎阴囊转位，此方法也不利于一期修复阴茎阴囊转位。

"Y"形阴囊皮瓣是在纠正阴茎阴囊转位的阴茎根部皮肤"M"形切口基础上裁取双侧部分阴囊带蒂瓣，以及尿道口周围皮瓣共同成形新尿道。这种方法既一期纠正了阴茎阴囊转位，又充分利用了阴囊皮肤并使两侧阴囊融合。因此，"Y"形阴囊皮瓣法具有如下优点：①阴囊内侧皮肤距离尿道近，带蒂的阴囊皮瓣不需过多分离，保证了皮瓣血运良好，新尿道容易成活且不易退缩。②较少的背侧包皮及阴囊皮肤能完全覆盖新尿道。③可一期纠正阴茎阴囊转位及阴囊分离。

该手术方法修复重度尿道下裂操作比较复杂，术中、术后应注意以下问题：①彻底松解阴茎腹侧的纤维索带组织，充分伸直阴茎，避免术后阴茎下弯纠正不满意。②"Y"形皮瓣不宜过长，否则容易出现阴茎腹侧臃肿。③"Y"形皮瓣的阴囊内侧皮瓣不宜过多游离，能吻合成皮管即可，以免影响新尿道血运。④用阴囊肉膜充分覆盖尿道缝合缘，减少尿瘘发生。⑤留置多孔尿道支架管，保证支架管通畅，能有效引流分泌物和出血，减少感染发生。⑥术后尿道狭窄经尿道扩张2~3次效果不佳者，建议狭窄处切开形成人工瘘，半年后再行尿瘘修补术。

综上所述，尽管"Y"形阴囊皮瓣修复重度尿道下裂的成功率不如目前横裁包皮带蒂岛状皮瓣法 Duckett 联合 Duplay 术式或采用双面包皮术式联合 Duplay 术式，但对于部分阴茎背侧包皮少的重度尿道下裂而言，该术式应是较好的选择。

第五章
初治后需要再次手术的尿道下裂患者常用术式

第一节　口腔舌黏膜或颊黏膜尿道成形术

对于多次手术失败的尿道下裂患者，阴茎局部或其周围再造尿道的材料匮乏，采用传统的尿道成形方法极为困难，这类患者称为"复杂性尿道下裂"（以往称为"尿道下裂残疾"）。对于此类患者，局部带蒂皮瓣转移尿道成形已无可能，只有通过游离移植物，如游离皮片或游离黏膜片等再造尿道的方法来完成修复手术。自体口腔黏膜游离皮瓣近年应用较为普遍，特别是采用口腔舌黏膜和颊黏膜较常用，唇黏膜的裁取相对较少。

（一）适应证

既往 1 次以上手术史的各型复杂性尿道下裂患者；适合阴茎已经伸直的各型，如阴茎体前型、阴茎体中间型、阴茎阴囊型、阴囊型复杂性患者；阴茎局部包皮及阴囊正中隔皮瓣既往已经手术利用，无法采用局部带蒂皮瓣尿道成形术式的患者。均距最近一次手术史 6 个月以上。

（二）手术方式

1. 可采用术式为单侧或双侧舌黏膜"Dorsal inlay"术式。

2. 双侧舌黏膜管状尿道法"Tube"术式，双侧舌黏膜 Tube 管状尿道加尿道口周围皮瓣法即 Duply 术式（即 Tube+Duply），可采用一期管状舌黏膜成形或分期分段成形，即预置阴茎远端的管状舌黏膜尿道成形，二期再近端局部尿道成形的术式。

（三）手术方法

1. 均采用鼻插管全麻，仰卧位，面部、口腔及下腹部会阴区消毒。常规行耻骨上膀胱穿刺造瘘术，留置 F10 膀胱造瘘管，尿流改道。

2. 根据阴茎局部尿道皮肤缺损的程度、阴茎腹侧既往手术后瘢痕情况、阴茎皮肤张力情况、尿道缺损的长短，来决定口腔舌黏膜游离皮瓣的裁取长度、宽度及是否需要取双侧舌黏膜。

3. 口腔开口器撑开口腔，碘伏常规消毒，用舌钳提拉舌尖部，根据尿道缺损的情况用亚甲蓝在舌底部黏膜上做好长度和宽度的标记（图 5-1-1、图 5-1-2）。

4. 用 0.1% 肾上腺素生理盐水液（2% 利多卡因 5mL 加生理盐水 15mL，再加 2 滴肾上腺素），行舌底面黏膜下注射，可以减少切取黏膜时出血，另可使黏膜下扩张隆起，方便切取黏膜条。取舌底面距味蕾缘 2mm 平行切口，一般可切取宽 1.5~2cm、长 2~9cm 的黏膜条，必要时可以取双侧舌底黏膜。舌黏膜基底创面用 5-0 微乔可吸收线连续锁边缝合。舌黏膜条用生理盐水湿润并修剪多余的黏膜下组织。

5. 根据尿道缺损的长度及皮肤的松弛程度，决定是采用"舌黏膜 Dorsal inlay 术式"（也称补片法），还是采用"舌黏膜管状尿道成形术式"。舌黏膜管状尿道成形者，需要取双侧舌黏膜或取单侧足够长的舌黏膜，单侧舌黏膜再对折切开后缝制管状尿道。

（1）采用"舌黏膜 Dorsal inlay 术式"者，阴茎腹侧正中线切开至白膜表面，将舌黏膜条用 6-0 可吸收缝线间断缝合固定在阴茎海绵体上，内置多孔硅胶支架管，硅胶管通常为 F10~F18，依据患者年龄大小及阴茎发育情况来选择，缝合尿道，距冠状沟 3mm 环切阴茎皮肤至 Buck 筋膜表面，脱套背侧阴茎皮肤皮瓣向腹侧转移覆盖再造尿道，尿道口的位置位于冠状沟处，接近阴茎头正位（图 5-1-3~ 图

5-1-9）。

（2）采用舌黏膜管状尿道术式者，在阴茎腹侧皮肤皮下行人工隧道法，将管状的舌黏膜植入隧道，近端与尿道口吻合，远端即形成阴茎头正位尿道口（图 5-1-10~ 图 5-1-15）。

（四）术后处理

术后阴茎采用弹力绷带包扎，每天用庆大霉素 2 支冲洗尿道支架管一次，术后第 5~6 天即可开始带尿道硅胶支架管排尿，每天 2 次，冲刷尿道，避免局部尿道感染；术后第 10 天拆除阴茎敷料，术后第 14~16 天拔除尿道支架管进行夹闭膀胱造瘘管排尿，排尿良好者 2 天后拔除膀胱造瘘管。术后口腔护理每天 2 次，3 天即可。

（五）手术体会

复杂性尿道下裂的临床治疗较为困难，因多次手术失败导致阴茎局部缺乏再次尿道成形的材料，局部已无法再利用包皮或阴囊正中隔皮瓣的方法来重建尿道，需要采用游离移植物再造尿道。既往有采用游离腹股沟全厚皮片法、膀胱黏膜法、睾丸鞘膜法、小肠及结肠黏膜法、多种组织耦合法及口腔颊黏膜法等。在采用口腔黏膜法中，以舌底部的黏膜应用最多，其次是颊黏膜；唇黏膜应用最少，主要与并发症相应较多有关，如取材部位疼痛、口周麻木感、唾液腺功能受损、张口困难、口腔持续的紧缩感等。

舌底面的黏膜没有特殊的功能，在结构上和颊黏膜一样，可作为良好的取材部位。舌黏膜一次可以取长 6~9cm、宽 1.5~2cm 的黏膜补片。另外，舌黏膜组织特性好，上皮厚，富有弹性纤维，黏膜固有层薄，移植后容易存活，舌黏膜自体移植同样在各类复杂尿道狭窄尿道成形术中得到应用，特别是炎症性、外伤性、硬化萎缩性及尿道下裂术后前尿道狭窄。对于复杂性尿道下裂，国外部分学者采用分期舌黏膜尿道成形术或舌黏膜联合颊黏膜等（耦合法）手术的方式，即先阴茎腹侧黏膜片移植存活后，再二期行尿道成形术。手术体会：①舌黏膜的获取较颊黏膜或唇黏膜容易，舌通过舌钳容易拉出口腔，获取方便。②并发症少，不用担心腮腺管口的损伤；不会出现局部麻木、张口困难及口唇偏斜及回缩等严重并发症，易于被泌尿外科医生接受和掌握。③舌黏膜可以取舌的双侧黏膜条，一般可足够满足成形尿道所需长度及宽度。④ Dorsal inlay 术式时游离的舌黏膜必须与阴茎海绵体多处的"锚钉"缝合，使游离舌黏膜与阴茎海绵体紧密结合，迅速再血管化。⑤舌黏膜尿道成形易出现吻合口处尿瘘和尿道狭窄，可能与局部的血液循环差，再植组织愈合能力差有关，Tube 法易出现尿道狭窄，应密切观察及早期行尿道扩张。目前不建议一期完成手术，建议分期分段尿道成形，即一期完成管状舌黏膜远端尿道预置，二期再行近端尿道成形，以避免吻合口狭窄的发生。

　　舌黏膜移植物治疗复杂性尿道下裂是一种良好的选择。舌黏膜是良好的游离移植物，舌黏膜尿道成形手术成功率较高，同时舌黏膜的取材较颊黏膜更方便、容易，出现口腔并发症的概率低。该手术是治疗复杂性尿道下裂较理想的术式。

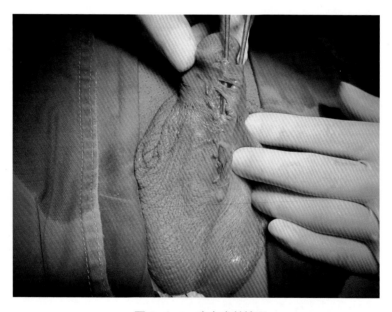

图 5-1-1　患者术前情况

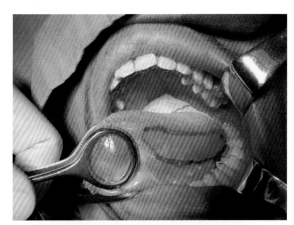

图 5-1-2 舌黏膜标记长度及切取

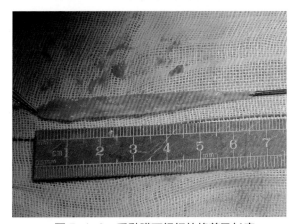

图 5-1-3 舌黏膜下组织的修剪及长度

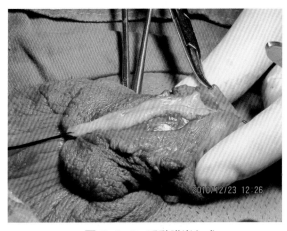

图 5-1-4 舌黏膜嵌入式

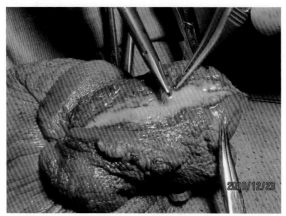

图 5-1-5　舌黏膜嵌入式（Dorsal inlay）间断缝合固定，中央区域散在间断锚钉缝合

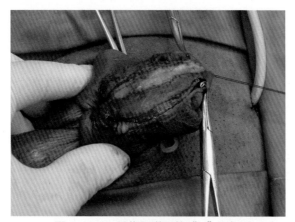

图 5-1-6　围绕尿道口的"U"形切口

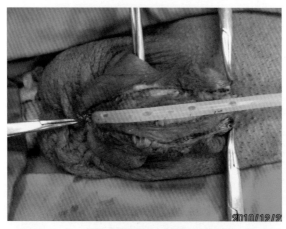

图 5-1-7　内置多孔硅胶支架管局部卷管尿道成形

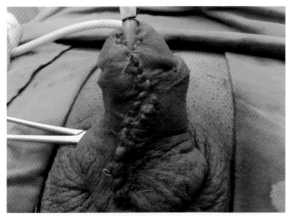

图 5-1-8　外层皮肤间断缝合、术后形态

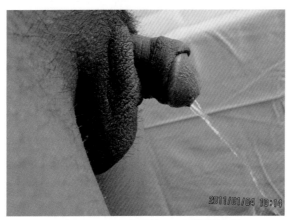

图 5-1-9　术后第 11 天排尿情况

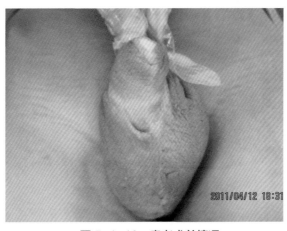

图 5-1-10　患者术前情况

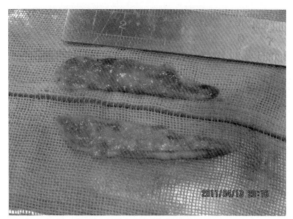

图 5-1-11　取双侧舌黏膜

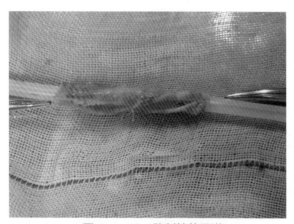

图 5-1-12　缝制管状尿道

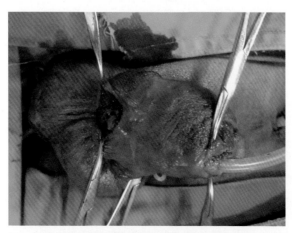

图 5-1-13　阴茎段腹侧皮下隧道法分离后管状舌黏膜植入（Tube 术式）

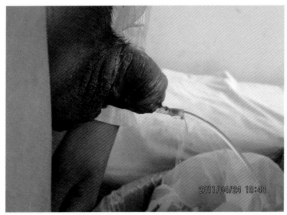

图 5-1-14　带支架管排尿

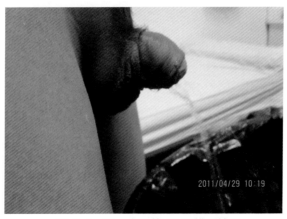

图 5-1-15　术后第 16 天排尿情况

第二节　带蒂岛状双面包皮瓣加盖术尿道成形术

　　所有加盖术式均属于保留尿道板，无须切断尿道板，阴茎下曲不重的患者所适用的术式。阴茎弯曲明显者若采用此术式则必须加做阴茎海绵体背侧折叠术。尿道狭窄的发生率低，但易发生尿瘘。带蒂岛状双面皮瓣加盖尿道成形术是利用带蒂皮瓣的内板覆盖尿道板，形成新尿道，而外板覆盖在阴茎腹侧修复皮肤缺损。

（一）适应证

1. 阴茎已经伸直者。

2. 阴茎下曲不严重，尿道板可以保留的中间型或后段型尿道下裂。

（二）手术步骤

1. 人工诱发勃起，观察阴茎是否还存在弯曲，是否适合采用保留尿道板的术式（图 5-2-1）；如果适合，则行膀胱穿刺造瘘尿流改道。

2. 围绕尿道口的"U"形切口，记号笔标记切口线（图 5-2-2），"U"形切口直至阴茎头两翼（图 5-2-3）；沿标志线切开皮肤至 Buck 筋膜的表面；保留尿道板的宽度适当。

3. 距冠状沟约 0.5~1cm 的环形切口（图 5-2-4），脱套阴茎皮肤（图 5-2-5）；测量尿道口至阴茎头的距离（图 5-2-6），即需要获取的包皮内板的双面包皮的皮瓣长度，依据尿道缺损的长度决定横行剪裁包皮内板的长度和宽度（图 5-2-7），一般保留包皮内板的宽度为 1.0~1.5cm，即包皮内板矩形皮条加盖用于形成尿道，共蒂包皮外板用于阴茎腹侧创面的覆盖（图 5-2-8）。

4. 双面岛状皮瓣的血管蒂游离要充分（图 5-2-9），蒂部行近端游离至阴茎根部，自阴茎右侧旋转至阴茎腹侧无张力，无扭转（图 5-2-10）。

5. 尿道内留置适当粗细的多孔硅胶支架管，包皮内板加盖尿道成形，外板用于覆盖阴茎腹侧的创面（图 5-2-11~ 图 5-2-14）。

6. 阴茎头两翼的切开要充分；两翼切开的深度要够，以方便近冠状沟处的两翼向中间旋转，减少阴茎头成形时的张力；阴茎头成形为接近正常外观的圆锥形（图 5-2-15、图 5-2-16）。

7. 阴茎背侧包皮正中切开形成 Byar 皮瓣，向阴茎腹侧适当转移后，修剪皮肤后间断缝合，与双面皮瓣的外板一起缝合覆盖阴茎腹侧创面（图 5-2-17）。

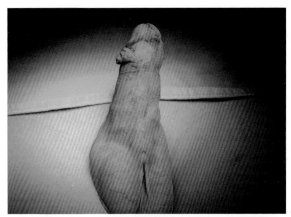

图 5-2-1　术前诱发勃起，阴茎直立无弯曲

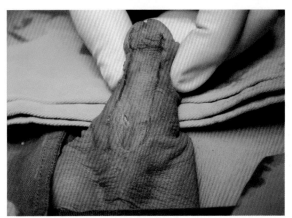

图 5-2-2　记号笔标记，"U"形切开

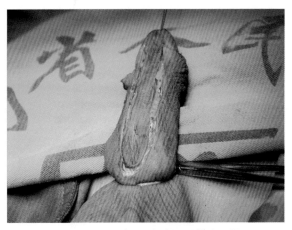

图 5-2-3　切开皮肤至阴茎头两翼

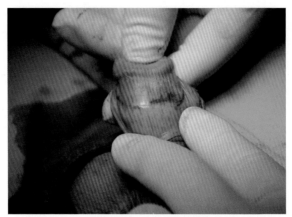

图 5-2-4 冠状沟切口

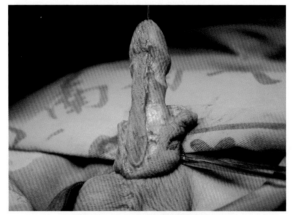

图 5-2-5 脱套阴茎皮肤

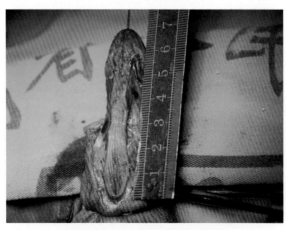

图 5-2-6 测量尿道缺损长度

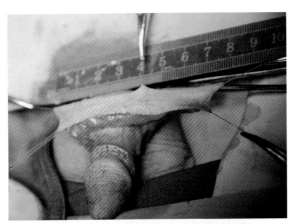

图 5-2-7 测量取包皮内外板的长度

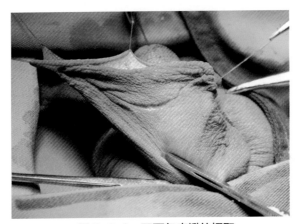

图 5-2-8 双面包皮瓣的切取

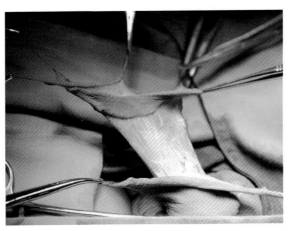

图 5-2-9 双面包皮瓣及血管蒂

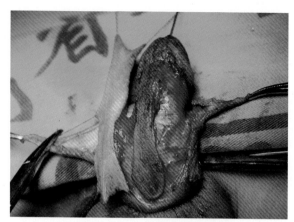

图 5-2-10　旋转至阴茎腹侧

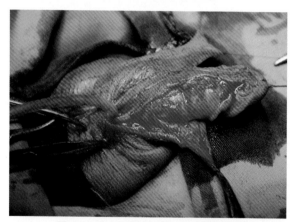

图 5-2-11　内板加盖成形尿道（1）

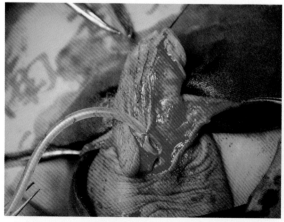

图 5-2-12　尿道内置硅胶支架管内板加盖成形

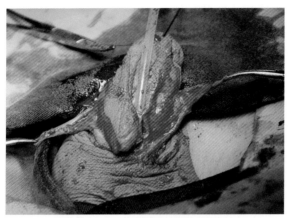

图 5-2-13 内板加盖成形尿道（2）

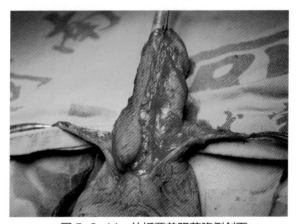

图 5-2-14 外板覆盖阴茎腹侧创面

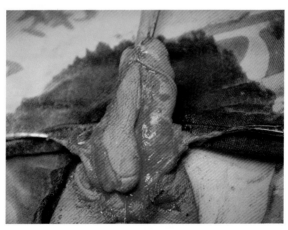

图 5-2-15 阴茎头成形（1）

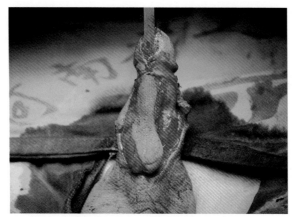

图 5-2-16　阴茎头成形（2）

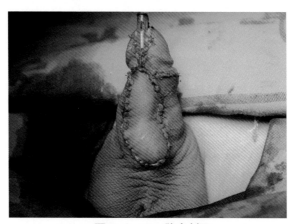

图 5-2-17　缝合创面

（三）注意事项

1. 该术式尿道狭窄的发生率低，但是尿瘘的发生率较高，因为成形的尿道长，特别是在阴茎头冠状沟处容易出现尿瘘，此处为创面闭合时的十字路口。

2. 阴茎头的成形，特别是阴茎头两翼的充分切开至关重要，切开不充分会造成阴茎头成形的腹侧缝合有张力，容易出现愈合不良而导致尿道口的退缩。

3. 因双面包皮瓣的组织量大，血管蒂的游离既要适度以避免扭转有张力，同时要保护好蒂部的循环，避免过度的双极电凝止血，以免造成皮瓣缺血循环不良，出现尿瘘及皮瓣坏死等并发症。

第三节　阴囊中隔皮瓣尿道成形术

（一）适应证

尿道口位于阴茎阴囊交界处、二次或多次手术失败致阴茎皮肤缺乏者；同时阴茎已伸直无下曲、阴囊发育良好者。

（二）禁忌证

不适合阴囊发育差，阴囊中隔皮肤不能形成足够长度者；成人阴囊中隔毛发生长较茂密者不建议采用此术式。

术式的优点是操作相对简单，尿道成活率高。术式的缺点也非常明显，具体是毛发生长、缺乏覆盖尿道的组织、外形臃肿欠美观、容易形成红萝卜征，随访中可见成形的尿道口退缩、尿道外口狭窄及尿道憩室及尿道内有毛发生长等。

（三）手术步骤

1. 记号笔标记切取阴囊中隔皮瓣，围绕尿道口向阴囊做两条平行的矩形切口，长度和宽度适当；长度应较尿道口至阴茎头的距离略长 0.5~1cm（图 5-3-1、图 5-3-2）。

2. 切取皮瓣，保护阴囊中隔皮瓣血管蒂。切开深度达会阴浅筋膜的深面；适当游离中隔血管蒂，使其翻转无张力；围绕多孔硅胶支架管间断缝合呈管状（图 5-3-3~图 5-3-6）。

3. 皮管的远端翻转，阴茎头及阴茎皮肤皮下隧道法分离，皮管远端自阴茎头隧道引出后间断缝合尿道口成形，阴茎头的牵引线将支架管固定，卷管的尿道需要与阴茎海绵体间断固定数针以避免尿道游离及尿道向腹侧退缩（图 5-3-7、图 5-3-8）。

4. 阴茎腹侧创面覆盖，将阴囊皮肤向中线靠拢间断缝合，覆盖阴茎腹侧的皮肤缺损，皮肤置橡皮片引流条（图 5-3-9）。

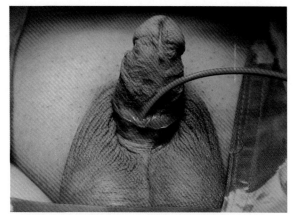

图 5-3-1　术前外观，多次手术史阴茎已伸直无下曲

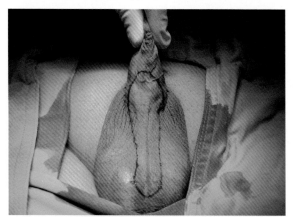

图 5-3-2　用记号笔标记，围绕尿道口阴囊中隔皮瓣

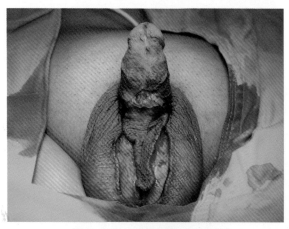

图 5-3-3　切取阴囊中隔皮瓣

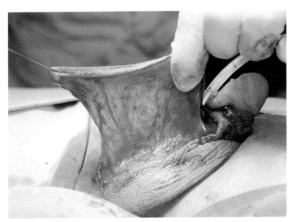

图 5-3-4 阴囊中隔皮瓣的蒂部游离

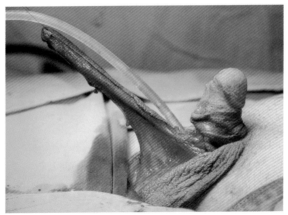

图 5-3-5 阴囊中隔皮瓣游离后的蒂部

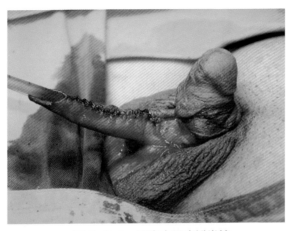

图 5-3-6 阴囊中隔皮瓣卷管

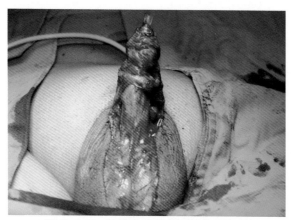

图 5-3-7 阴茎皮下隧道及阴茎头隧道法

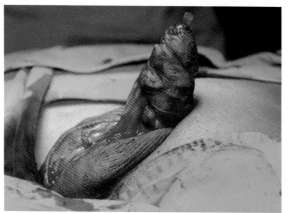

图 5-3-8 尿道外口间断缝合成形

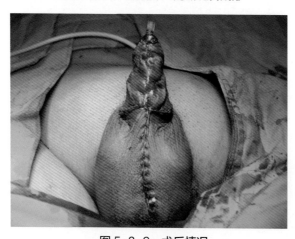

图 5-3-9 术后情况

（四）手术体会

阴囊中隔皮瓣尿道成形术因阴囊中隔可能有毛发生长、结石形成而备受部分学者指责；但是客观地讲，对于因多次手术失败而局部材料缺乏、阴茎已经伸直的患者，如果阴囊发育良好，阴囊中隔皮肤自身局部毛发较少或无毛的区域，可以考虑采用此术式。此术式具有取材方便、血运良好、组织愈合能力强的特点；手术操作简单、创伤小、成功率高，对于有选择的患者仍不失为一种可选择的手术方式。

第四节 阴茎尿道板卷管阴囊正中隔带蒂皮瓣法覆盖创面尿道成形术的操作步骤和手术技巧

（一）适应证

1. 复杂性尿道下裂，尿道下裂多次手术史，阴茎已经伸直，阴茎局部皮肤量少，单纯阴茎皮肤不足以完成尿道成形术患者。

2. 阴囊的大小发育可，阴囊正中隔没有既往手术史的患者。

（二）手术步骤

手术示范病例：患者 29 岁，既往有 2 次手术史，术前情况可见图 5-4-1。

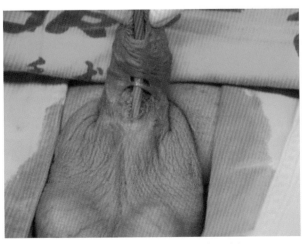

图 5-4-1 阴茎腹侧大尿瘘及皮桥

可以选择的其他手术方式有：

1. 口腔黏膜嵌入式尿道成形术。

2. 分期手术（分两期）。第一期：阴茎皮管尿道成形阴囊皮肤覆盖术（Cecil 术式）；第二期：阴茎阴囊融合皮肤断蒂术。

手术过程：

1. 记号笔标记尿道板的宽度（图 5-4-2）。

2. 局部尿道板卷管（图 5-4-3）。

3. 阴囊正中隔皮瓣的宽度和长度根据阴茎段尿道长度来裁取（图 5-4-4~ 图 5-4-6）。

4. 适当游离蒂，使其有足够的长度（图 5-4-7、图 5-4-8）。

5. 间断法缝合关闭创面（图 5-4-9 ~ 图 5-4-11）。

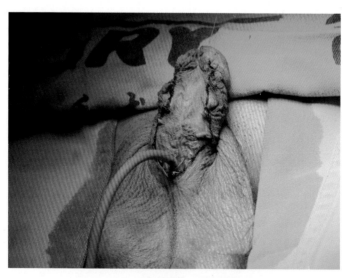

图 5-4-2　剪开皮桥、记号笔标记切口

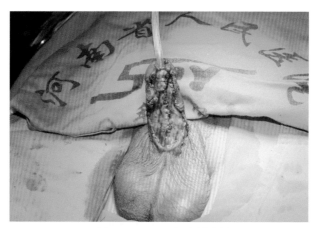

图 5-4-3 局部皮瓣卷管

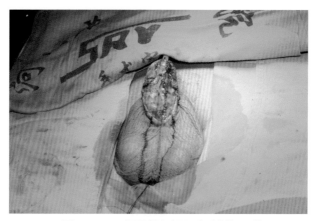

图 5-4-4 记号笔标记阴囊皮瓣切开线

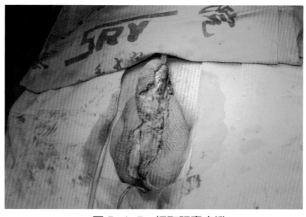

图 5-4-5 切取阴囊皮瓣

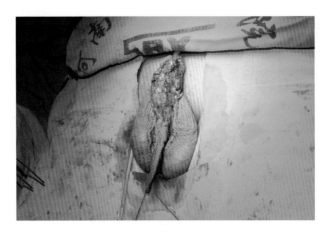

图 5-4-6　带蒂阴囊正中隔皮瓣

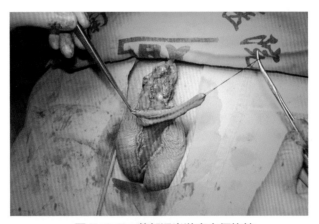

图 5-4-7　蒂部适当游离方便旋转

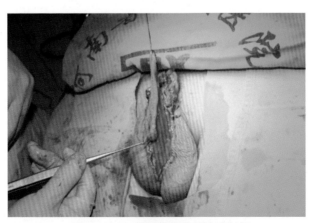

图 5-4-8　覆盖阴茎腹侧皮肤缺损

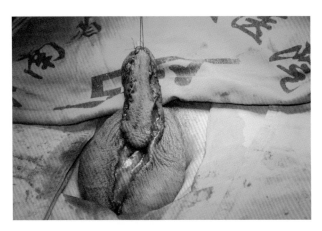

图 5-4-9 缝合皮瓣覆盖阴茎腹侧皮肤缺损

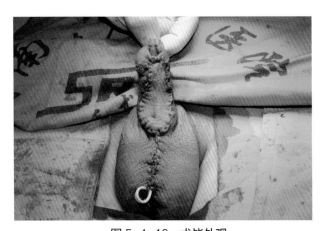

图 5-4-10 术毕外观

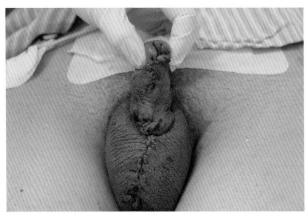

图 5-4-11 术后 2 周时外观

手术后处理：

1. 手术后抗生素应用。

2. 术后 24~48 小时拔除皮下引流条。

3. 术后第 4 天开始经尿道支架管间断排尿。

4. 术后第 10~11 天拆除阴茎敷料。

5. 术后第 14~16 天拔除尿道内的硅胶支架管；观察排尿 1~2 天后如正常可拔除膀胱造瘘管。

（三）手术体会

1. 阴囊正中隔皮瓣一般血液循环较好，蒂长，移动度好，可以用来覆盖阴茎创面，解决阴茎皮肤不足的难题。

2. 可以一期完成复杂性尿道下裂修复手术，避免分期手术是其优点。

3. 阴茎腹侧正中覆盖的阴囊正中隔皮肤将来随着青春期发育，阴茎腹侧正中有皮肤毛发生长是其缺点。

第五节　阴茎皮肤任意皮瓣卷管尿道成形术

（一）适应证

对于部分分期手术，一期已行阴茎伸直的患儿，其在一期手术时将阴茎背侧的皮肤转移至阴茎腹侧，二期手术时阴茎腹侧皮肤宽裕，但皮肤不规整。可以根据患儿阴茎腹侧皮肤的具体情况，利用阴茎腹侧富裕的皮肤卷管成尿道，再人工阴茎头隧道法引出尿道口正位尿道成形。

（二）手术步骤

1. 膀胱穿刺造瘘，尿流改道；根据患儿阴茎腹侧皮肤的具体情况，来决定裁取皮瓣的位置、长度和宽度；记号笔标记切缘，取围绕尿道口的"U"形切口（图 5-5-1、图 5-5-2）；宽度和长度应适当。

2. 用 15 号刀片沿标志线切开皮肤，围绕适当粗细的多孔硅胶支架管，翻转皮肤卷管（图5-5-3、图5-5-4）；保留皮肤基底部的蒂部及其循环。

3.阴茎头人工隧道法，宽阔无张力，皮管引出尿道口成形（图5-5-5）。

4.间断缝合皮下及纵褥式缝合皮肤，关闭切口，包扎（图5-5-6、图5-5-7）；术后第9~10天拔除尿道内硅胶支架管（图5-5-8）。

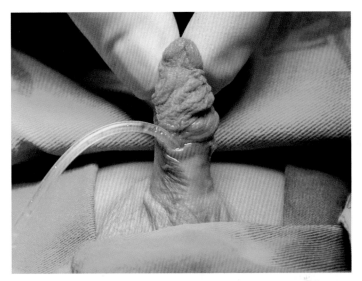

图5-5-1　术前情况：阴茎腹侧皮肤富裕、不规则

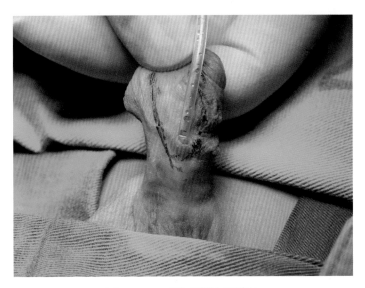

图5-5-2　用记号笔标记切口

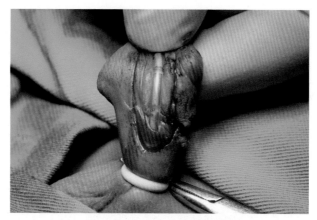

图 5-5-3 沿标志线切开皮肤

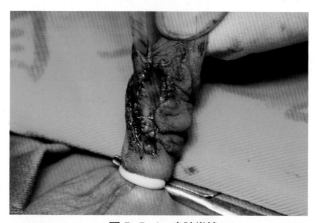

图 5-5-4 皮肤卷管

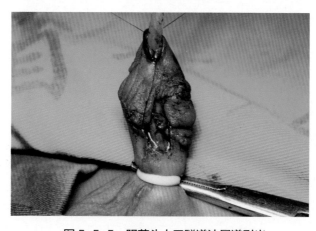

图 5-5-5 阴茎头人工隧道法尿道引出

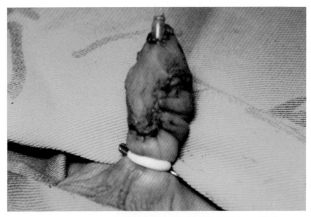

图 5-5-6 间断缝合皮下皮肤及尿道口成形

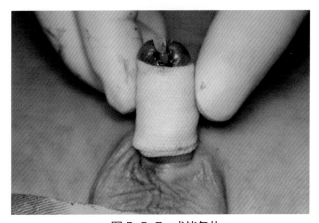

图 5-5-7 术毕包扎

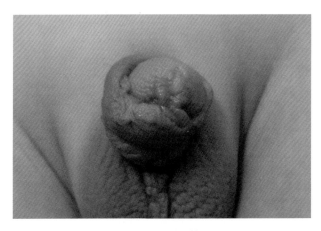

图 5-5-8 术后第 11 天

（三）手术体会

既往传统的一期单纯阴茎伸直，阴茎背侧的皮肤转移至阴茎腹侧的术式已经较少采用；但部分基层医院仍在采用此术式，不恰当的单纯一期阴茎伸直手术，会给二期尿道成形术带来困难，特别是尿道口成形于阴茎头正位较困难。此例采用阴茎腹侧任意皮瓣卷管尿道成形术属不规则手术；尿道下裂的个体化手术非常重要，应依据患者的具体情况采用合理的手术方式。

第六节　阴囊任意皮瓣尿道成形术

（一）适应证

复杂性尿道下裂，既往已经多次手术、阴茎已伸直，局部缺乏可重建尿道的组织，阴囊正中隔皮瓣在既往手术中已利用，可考虑选择此术式。

（二）手术步骤

1. 膀胱穿刺造瘘，尿流改道。

2. 根据患儿尿道外口的位置、尿道缺损的长度、局部阴囊组织的具体情况，来决定裁取阴囊皮瓣的位置、长度和宽度；记号笔标记切缘，取围绕尿道口的"U"形切口（图 5-6-1）。

3. 用 15 号刀片沿标志线切开阴囊皮肤（图 5-6-2），围绕适当粗细的多孔硅胶支架管，可吸收缝线间断缝合（图 5-6-3、图 5-6-4）翻转皮肤卷管；保留阴囊皮肤基底部的蒂部及其循环。

4. 阴茎头人工隧道法，宽阔无张力，皮管引出尿道口成形（图 5-6-5、图 5-6-6）。

5. 间断缝合皮下及纵褥式缝合皮肤，关闭切口（图 5-6-7），包扎；术后第 10 天左右拔除尿道内硅胶支架管（图 5-6-8）。

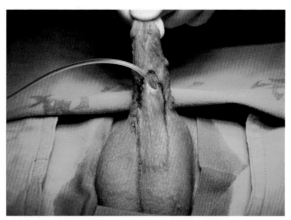

图 5-6-1　用记号笔标记阴囊皮瓣

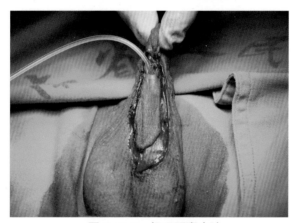

图 5-6-2　切开阴囊皮肤

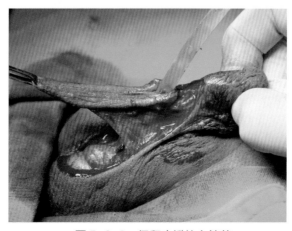

图 5-6-3　保留皮瓣的血管蒂

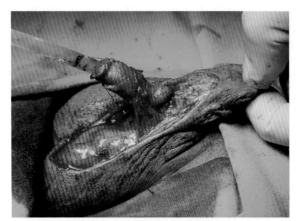

图 5-6-4　皮瓣卷管、内置支架管

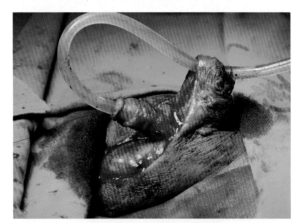

图 5-6-5　阴茎头隧道法

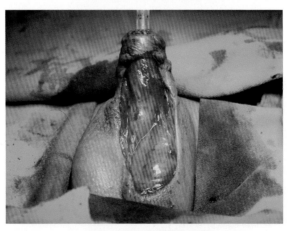

图 5-6-6　尿道口成形

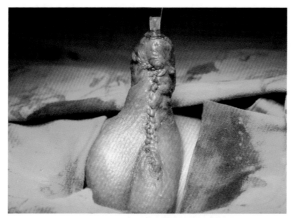

图 5-6-7　缝合创面

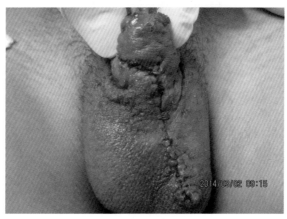

图 5-6-8　术后 9 天

（三）手术体会

对于复杂性尿道下裂、既往多次手术失败、阴茎局部材料缺乏、阴囊正中隔皮瓣也已被利用的患者，可以选择阴囊皮瓣尿道成形。以前用到的弧形带蒂阴茎阴囊联合皮瓣的手术方式，或阴囊正中隔皮瓣尿道成形的手术方式，或阴囊"L"形皮瓣尿道成形的手术方式备受指责，用得越来越少，报道的文献也很少；阴囊皮瓣的缺点是有毛发生长，容易长结石，因阴囊皮肤可热胀冷缩及远端尿道外口狭窄发生率高而继发尿道憩室等，手术后阴茎外观欠佳，像红萝卜样上细下粗，近年来多数学者主张尽量不采用阴囊皮瓣尿道成形术。

阴囊皮瓣的优点是组织厚，血运好，取材方便，愈合能力强，组织不容易坏死，手术成功率高，术后尿瘘发生率低，手术不复杂。在 2008 年 3 月 25 日 CCTV2《健康之路》栏目播出的"他为何不能站着排尿"的主人公，有 9 次尿道下裂手术史，膀胱造瘘、尿道狭窄、尿道憩室及憩室内巨大结石、憩室壁为阴囊皮肤，第 10 次手术我们利用憩室壁尿道成形获得成功，随访 14 年，至今排尿通畅，无并发症。患者已育二子，性生活正常。因此有时候阴囊皮瓣尿道成形也不失为一种手术的选择方式。

第七节 阴茎尿道板卷管与阴囊皮肤融合术 （一期及二期 Cecil 术式）

Cecil 术式属于分期尿道成形的术式，一般用于阴茎已经伸直的患者。采用局部阴茎皮肤卷管尿道成形，但是阴茎干局部皮肤的皮肤量仅可以卷管成形尿道，但是创面皮肤量不足，无法覆盖阴茎创面；或阴茎创面勉强闭合会有较大张力的情况下，采用 Cecil 术式。先将阴茎创面与阴囊融合，即部分阴茎埋藏于阴囊内，再二期（一般 3~6 个月后）行断蒂术，恢复阴茎干挺立，恢复阴茎阴囊角。对于合适的患者仍为较好的手术选择，优点是手术的成功率高；缺点为分期手术，需要至少 2 次手术才能完成治疗。

（一）手术适应证

1. 一般用于有既往手术史，多次手术的患者，患者阴茎已经伸直，无弯曲。

2. 阴茎腹侧皮肤仅够局部卷管成形尿道，无法利用局部皮肤来覆盖创面。

3. 阴囊发育较好，阴囊的松弛度高。

（二）手术步骤

1. 围绕尿道外口的"U"形切口，切口深度至 Buck 筋膜，宽度适宜。最常用的切口是采用阴茎皮肤局部卷管，然后融合（图 5-7-1）。

2. 可以优先选择局部尿道板卷管尿道成形，尿道内留置多孔硅胶支架管，6-0 可吸收缝线间断缝合，线结打到尿道腔内。如果患者阴茎干局部皮肤缺损严重，也可以取和阴茎段需要成形尿道长度相当的阴囊正中隔矩形皮瓣，采用加盖的阴囊中隔皮瓣尿道成形（图 5-7-2 ～图 5-7-4）。

3. 阴囊正中的切口缘和阴茎段尿道的切缘间断缝合，即阴茎阴囊融合、阴茎段尿道包埋于阴囊中（图 5-7-5 ～图 5-7-7）。

4. 3 个月后行二期断蒂（图 5-7-8 ～图 5-7-13），阴茎阴囊分离手术。尿道内留置尿管，作为引导以免切口切开中损伤尿道。阴茎阴囊分离后恢复阴茎阴囊角，使阴茎挺立，间断缝合切口。Cecil 术式同样可以用于阴茎远端的皮肤缺损，无法覆盖阴茎皮肤的情况。如阴茎远端有巨大的尿瘘、局部材料缺乏，无法一期完成手术或局部皮肤缺损缝合时有较大张力时可以选择此术式。

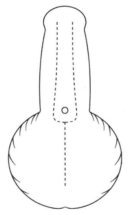

图 5-7-1　最常用的阴茎切口及阴囊切口

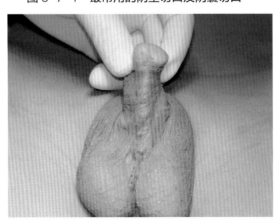

图 5-7-2　术前情况：多次手术史；包皮已经既往手术利用；阴茎已经伸直；尿道口位于阴茎阴囊交界处，阴茎干局部皮肤不充裕

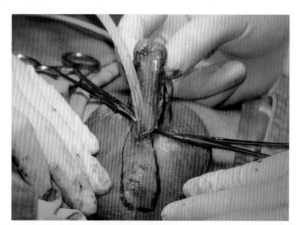

图 5-7-3　阴茎腹侧皮肤围绕尿道外口做标志，采用局部尿道卷管尿道成形；
尿道内留置多孔硅胶支架管；阴囊皮瓣用记号笔标记，取宽度合适的矩形皮瓣加盖成形尿道

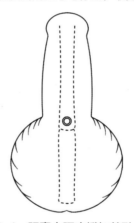

图 5-7-4　阴囊中隔皮瓣加盖融合切口

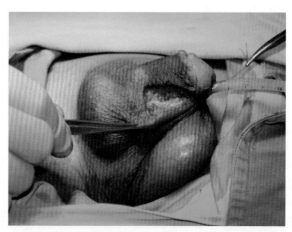

图 5-7-5　将阴茎创面与阴囊创面拉近，间断缝合阴茎与阴囊的皮下组织及皮肤

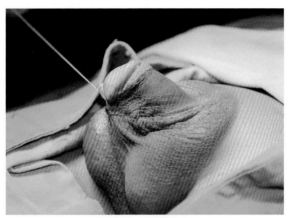

图 5-7-6　术终情况侧面

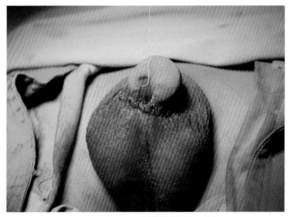

图 5-7-7　术终情况正面

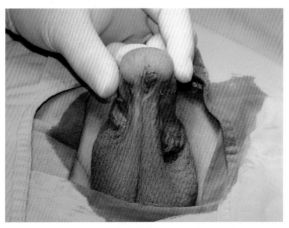

图 5-7-8　Cecil 术式二期术前情况（为另外一例患者）

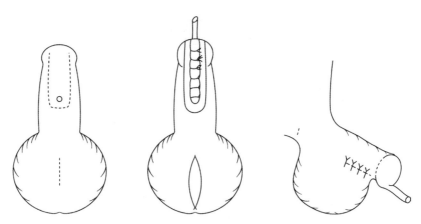

图 5-7-9　该患者 Cecil 术式一期手术术式

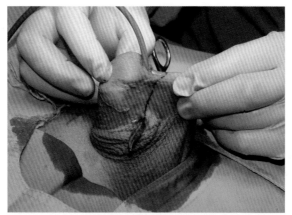

图 5-7-10　记号笔做标记，尿道内插入尿管作为引导

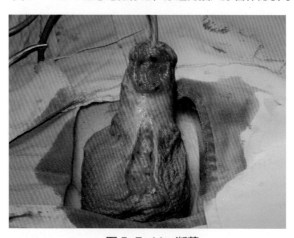

图 5-7-11　断蒂

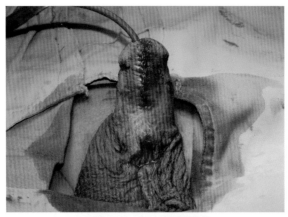

图 5-7-12　缝合创面

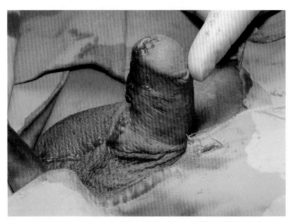

图 5-7-13　术后阴茎直立后阴茎阴囊角恢复

（三）手术体会

正确选择合适的患者，可显著提高手术的成功率。阴囊皮肤的血供丰富，愈合能力强。缺点是患者需要分期手术，需要至少两次入院治疗才能完成整个手术，增加了痛苦和治疗费用。有选择地应用于某些患者，采用此术式也能达到良好的手术效果。

第六章
尿道下裂相关并发症及合并症的手术

第一节　常见尿道下裂并发症及处理原则

随着医学的进步，尿道下裂的术后并发症有所减少，成功率有所提高；但是和其他疾病的手术相比，尿道下裂并发症的发生率仍然是很高的。文献报道一般术后并发症的发生率为15%左右，而对于重度尿道下裂，随访至成年其并发症的发生率可达到40%~50%。所以，对尿道下裂术后并发症的诊治同样要引起高度重视。

尿道下裂术后失败通常是指阴茎下弯未矫正、成形尿道不可用、手术时转移的皮瓣坏死、尿道未成活的严重情况（图6-1-1、图6-1-2）；一般出现的术后问题即常见的并发症，通常是指成形尿道可用，但有相关问题，需要进一步治疗。

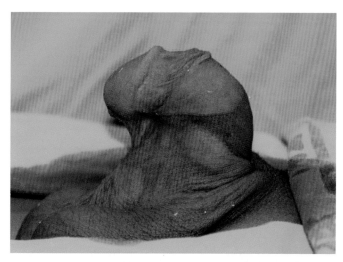

图 6-1-1 既往尿道下裂术后失败，下曲未矫正（侧位）

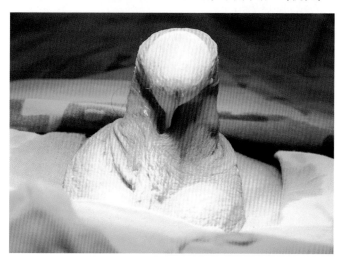

图 6-1-2 阴茎严重下曲（正位）

对于术后并发症，患儿、家长及医生的认识有不同，家长和患儿认知并发症的发生率远高于医生的认识。这与时代不同、并发症的标准不同有关系，实际上是和尿道下裂的治愈标准有关系。尿道下裂手术治愈标准是：患儿术后阴茎的外观与排尿情况和正常小儿包皮环切术后功能一样，实际上达到此标准是非常困难的，但这是医生追求的目标。通常认为术后治愈的标准符合以下几点：①阴茎下弯矫正。②尿道口位于阴茎头正位。③站立排尿。④外观满意、接近正常，成年后能正常性生活。⑤纵形裂隙样尿道口。⑥尿线呈纵形扁柱状。⑦阴茎外形美观接近正常，接近包皮环切后形态。⑧阴茎无扭转。⑨包皮分布均匀、无赘皮。⑩尿线无偏斜等。

（一）影响尿道下裂手术成功的因素

1. 术者因素：①术式的选择。②修复材料选择。③尿液转流方式。④术者对手术的理解和掌握程度。

2. 患者因素：患儿条件、尿道下裂类型、年龄等。

3. 医疗条件：①手术器械。②双极电凝。③手术放大镜等。

4. 护理因素：①术后护理。②出血与感染。③阴茎敷料包扎。

（二）尿道下裂手术矫正的内容

1. 阴茎下弯矫正，尿道成形。

2. 尿道口成形和阴茎头成形。

3. 阴茎皮肤的覆盖，阴囊成形。

（三）并发症

尿道下裂术后并发症通常可以分为术后急性期并发症和远期并发症两大类。

1. 尿道下裂术后急性期并发症。

（1）出血和血肿：术中或术后出血是较常见的并发症（图6-1-3～图6-1-6），术中需要耐心且小心地使用较小功率的双极电凝来确切止血，但又不能滥用，以免影响到皮瓣的血运情况。术中使用肾上腺素可以减少出血，但是同样不能代替施术者耐心且小心的双极电凝止血。术后出血多是包皮脱套、阴茎背侧皮下的小出血点造成的。不要忽视这些地方的止血。术后如出现出血通常需要轻柔地加压包扎来止血，一般可以压迫止血，但少数情况可能会需要打开包扎的敷料重新找到出血点来止血。

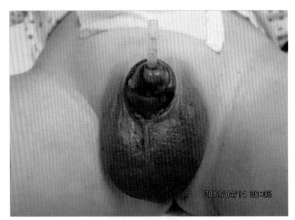

图 6-1-3　术后阴茎阴囊皮下淤血（正面）

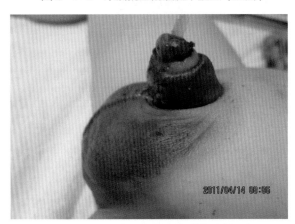

图 6-1-4　术后阴茎阴囊淤血（侧面）

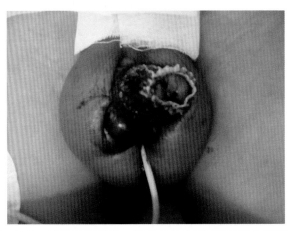

图 6-1-5　15 岁预置尿道一期术后第 2 天出现阴茎右侧根部血肿

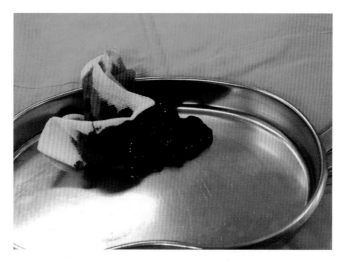

图 6-1-6　再次手术清除血肿淤血块

（2）水肿：多数患者术后均会有不同程度的包皮、皮瓣水肿（图 6-1-7），但一般随时间延长会逐渐减轻。少数患者可能会因术后敷料包扎过紧而出现阴茎头水疱（图 6-1-8、图 6-1-9），术后需要及时观察，发现后应及时将敷料适当减压，阴茎头水疱可以减轻。水肿有时和皮瓣的循环不良有关，有时和尿道内硅胶支架管过粗而造成压迫有关。

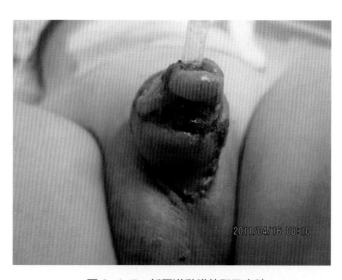

图 6-1-7　新尿道黏膜外翻及水肿

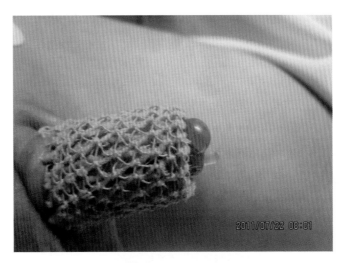

图 6-1-8　阴茎敷料包扎过紧致阴茎头水疱（1）

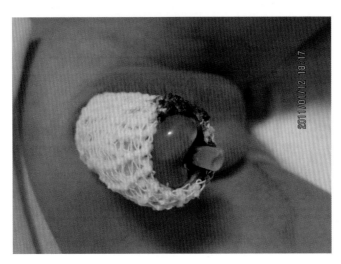

图 6-1-9　阴茎敷料包扎过紧致阴茎头水疱（2）

（3）创面感染：尿道下裂术后创面感染不是太常见。术前皮肤的准备对于预防术后的感染至关重要，特别对于青春期的大龄患者，术前 3 天嘱患者注意清洁阴茎、包皮及阴囊。另外，手术时的再次术前充分消毒同样重要，可以戴双层手套，再次消毒后脱掉一层手套后再开始手术。一般不推荐术后放置引流物，如果确需要放置引流物，术后 24 小时应及时拔除。创面感染通常是由于皮瓣循环不良导致组织缺血，组织的抗菌活力差、坏死等引起（图 6-1-10）。

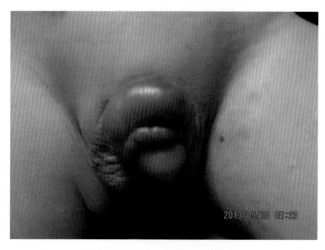

图 6-1-10　术后包皮感染

（4）缝合缘的裂开：较少见，在术后拆除阴茎敷料时要小心，避免造成缝合缘的撕裂、裂开。

（5）阴茎皮肤坏死：较少见，一般是指阴茎背侧保留的皮肤出现缺血坏死，术中注意保护皮肤的循环。

（6）转移的皮瓣坏死：皮瓣缺血、循环不良可能导致转移的皮瓣坏死（图 6-1-11、图 6-1-12）。

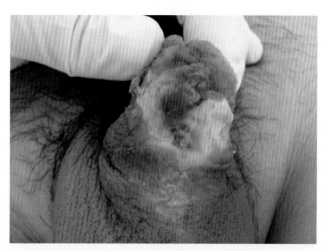

图 6-1-11　多次尿道下裂手术史，再次使用双面包皮术式尿道成形，结果转移皮瓣的外板皮肤缺血坏死，同时引起尿道炎症坏死，术后 15 天后局部愈合情况，尿瘘形成

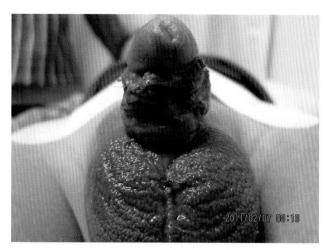

图 6-1-12　既往有一次手术史，7 岁，此次采用双面包皮加盖尿道成形术，术后 12 天，
出现冠状沟下方 1/3 皮瓣缺血坏死样改变。术后第 8 天去除阴茎敷料，
敷料去除偏早，转移皮肤循环差、缺血

（7）尿瘘：术后早期尿瘘较常见（图 6-1-13），早期小尿瘘，如针孔样的可以
暂停自尿道内排尿，少数患儿有自愈可能。

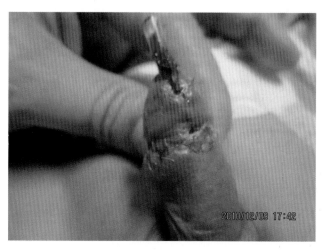

图 6-1-13　患儿，4 岁半，阴茎体前型尿道下裂，保留尿道板法尿道成形术术后第 12 天，
出现冠状沟处尿瘘

（8）阴茎扭转：和采用的术式有关系，同时带蒂旋转时，组织血管蒂要适当地游离，避免有牵拉而造成阴茎扭转。

（9）尿道支架管脱出：较少见，术中适当固定。

（10）膀胱痉挛：较常见。术后膀胱痉挛，患儿较痛苦，和留置的尿道支架管，特别是膀胱内造瘘管对膀胱三角区的刺激有关系。可以给予镇静、止痛解痉药物应用，转移患儿注意力等措施。

（11）阴茎头坏死：少见但属于极严重的并发症。

2. 尿道下裂术后远期并发症。

（1）尿瘘：处理原则及分类、修补技巧见相关章节。

（2）尿道外口狭窄及退缩：和相关的术式有关系，特别是保留尿道板的相关术式，如 Snodgrass、Mathieu 等术式有关系。

（3）阴茎扭转。

（4）尿道吻合口狭窄：见相关章节。

（5）尿道憩室：手术技巧及注意事项见相关章节。

（6）尿道口皮赘（图 6-1-14）。

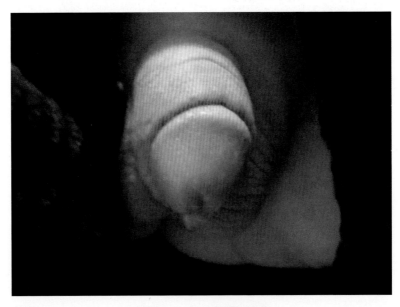

图 6-1-14　尿道口皮赘

（7）阴茎海绵体损伤勃起功能障碍：少见，可能和手术时阴茎背侧血管或神经损伤有关。

（8）阴茎头坏死、阴茎部分缺损：少见，可能和手术时组织及血管损伤有关，但属于严重并发症。

（9）尿道下裂残疾（复杂性尿道下裂）：较常见，见相关章节。

（10）阴茎下曲：较常见，见相关章节。

（11）新尿道内毛发及结石形成（图6-1-15）：和采用的术式有关系，一般采用阴囊中隔皮瓣尿道成形者容易出现。

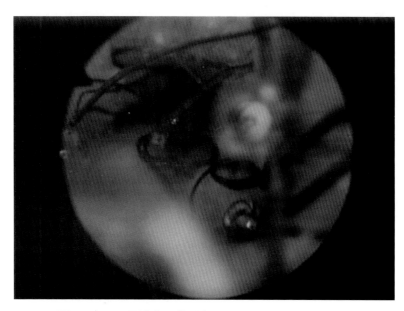

图6-1-15　**尿道内毛发形成**（引自其他文献，在此致谢）

（12）尿道口位置异常：尿道口的位置不合理，正位的解剖性的尿道外口并非位于阴茎头正中央，而是要偏向腹侧（图6-1-16）。

（13）尿线偏斜：和尿道外口的不对称、不规则有关系，严重偏斜者需要手术矫正（图6-1-17）。

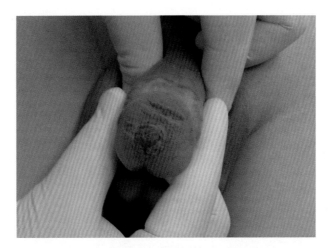

图 6-1-16　尿道外口位置异常

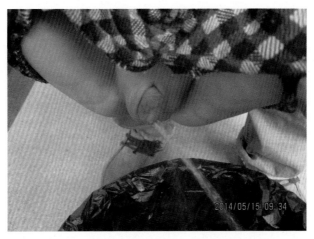

图 6-1-17　尿线严重偏斜到左侧（正面照）

　　总之，为降低尿道下裂并发症的发生率，需要注意的手术要点包括以下几个方面：要充分伸直阴茎；血管蒂的分离和裁取长度要适当；避免蒂部的张力和血管蒂血管的损伤，这样才能避免阴茎的扭转和保证包皮内外板有良好的血液循环；新成形的尿道要和阴茎海绵体固定数针以避免出现"游离尿道"的情况；新尿道和已经退缩尿道外口要间断全层吻合，网拍状斜面吻合，要注意避免内翻和外卷，尽可能降低尿道吻合口狭窄的发生率；转移至阴茎腹侧的包皮外板要给予适当的修剪，避免出现皮肤臃肿，避免手术后出现长期水肿样而影响外观；阴茎头正位尿道外口大小要适当，避免出现尿道外口狭窄而继发尿道憩室样改变；遵循整形外科的手术原则。

同时，在尿道下裂手术实施中有几个问题值得大家深思：阴茎下弯矫正是否彻底；强调个体化治疗：不能期望用一两种或数种手术方式修复所有尿道下裂；重视远期效果和阴茎外形美观；不能完全放弃分期手术，部分重度尿道下裂分期手术为妥。

第二节　尿道狭窄切开术

尿道下裂术后尿道狭窄是常见的手术并发症之一，轻度的尿道狭窄可以尝试尿道扩张，但是对于有明显尿道狭窄的患者，保守治疗或尿道扩张、尿道内切开等治疗效果差，反复尿道扩张者容易延误病情、增加患者痛苦及费用，应考虑行开放手术狭窄段切开形成人工尿道瘘，一般半年后，最少可以在 3 个月后待局部组织瘢痕软化、炎症彻底消退后再行二期尿瘘修补术。对于部分出现尿道狭窄距离第一次手术时间较长患者，如局部炎症不明显，也可以尝试一期手术来尿道成形。

（一）手术步骤

1. 尿道内注射器注入少量亚甲蓝可以帮助尿道黏膜染色，易于识别尿道黏膜；在适当粗细的尿道扩张器引导下，在记号笔标记处狭窄处切口以方便切开（图 6-2-1）。

2. 切开狭窄环，狭窄环通常为尿道成形时的吻合口处；充分切开狭窄处的远近端（图 6-2-2）。

3. 间断缝合，尿道板缝合时给予加宽重建尿道板，以方便二期时手术成形（图 6-2-3）。

4. 留置尿管（图 6-2-4），术后第 2 天拔除。

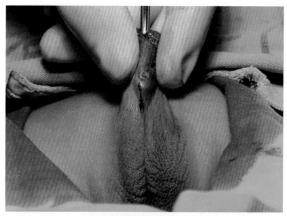

图 6-2-1　尿道内尿道探子引导，记号笔标记切口

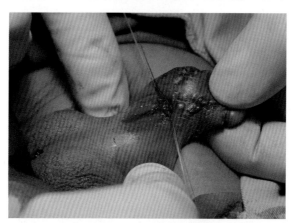

图 6-2-2　狭窄环切开

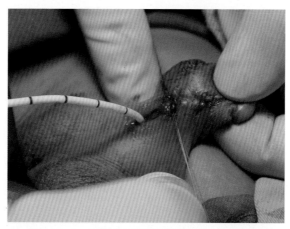

图 6-2-3　狭窄环远近端充分切开，重建尿道板

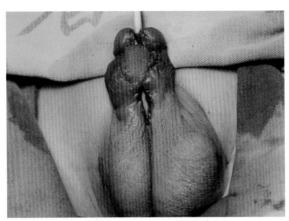

图 6-2-4　留置尿管

（二）手术体会

尿道下裂术后尿道狭窄是较为棘手的并发症，尿道狭窄多见于离断尿道板重建尿道的术式，最多见于两个部位，即尿道近心端的吻合口和远心端的尿道外口；尿道狭窄多发生于术后的 1 个月至 2 个月左右。对于轻度的尿道狭窄可以尝试 1~2 次的尿道扩张；通常扩张的效果不满意；如果尿道扩张的效果差，尽早行尿道狭窄开放切开人工尿道瘘，再等待 3~6 个月后行尿瘘修补术。

第三节　瘘口局部组织分层缝合尿瘘修补术

尿道皮肤瘘为尿道下裂术后最常见的并发症。随着医学的进步，尿瘘的发生率近年来显著下降，其发生率随手术方式等因素而不同。尿瘘发生的原因多种多样，总的说来，为降低尿瘘的发生率，手术中应该遵循整形外科的原则。手术操作中爱护组织，保护好组织的循环，避免损伤、避免粗暴的钳夹分离和牵拉组织；使用精细的手术器械，术中佩戴手术用放大镜，选择合适的可吸收缝线；修复中使用健康、血运良好的组织成形尿道，选择合适的手术方式；选择合适的中间保护层即隔水层；同时注意采用合适的缝合技巧，避免远端尿道狭窄和术后感染等均至关重要。

尿瘘的分类繁多，可以分为单发性、多发性尿瘘；简单性和复杂性尿瘘；按大小分为小瘘口（＜1cm）、大瘘口（＞1cm）；按部位分可分为冠状沟尿瘘、阴茎体尿瘘、阴囊尿瘘等。多发复杂性尿瘘多与成形尿道组织缺血、感染、坏死和远端尿道狭窄有关系。

（一）瘘口局部组织分层缝合尿瘘修补手术步骤

1. 通常选择膀胱穿刺造瘘，留置F8或F10膀胱造瘘管，检查尿道的通畅情况；尿道内留置多孔硅胶支架管固定于阴茎头；记号笔标记瘘口切缘线（图6-3-1）；切口的设计要考虑尿道的通畅性，同时设计外层皮肤如何闭合创面。

2. 沿切缘切开皮肤，较小的瘘口有时可以用注射器皮下注射生理盐水帮助分离；修整瘘口皮肤，依据拟定修复方法切除部分瘘口周围的上皮组织，形成新鲜的创面，用6-0或7-0可吸收缝线间断或连续法进行皮内缝合，将第一层皮肤的皮缘翻向尿道腔内（图6-3-2、图6-3-3）。

3. 第二层皮内缝合，如皮内缝合有一定的张力，则需要扩大皮肤切口充分减张后再进行第二层的皮下缝合（图6-3-4、图6-3-5）。

4. 第三层皮肤间断纵褥式缝合（图6-3-6）；弹力网套包扎术后第10~11天拔除尿道支架管（图6-3-7）。

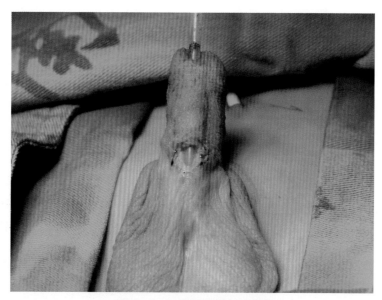

图6-3-1　用记号笔标记切缘

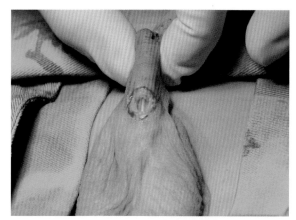

图 6-3-2 沿标志线切开

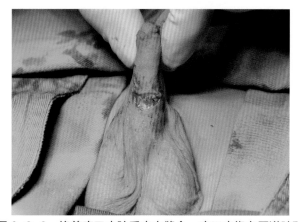

图 6-3-3 修剪瘘口皮肤后皮内缝合，瘘口皮缘向尿道腔翻转

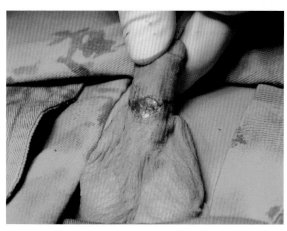

图 6-3-4 沿标志线再切开皮肤减张

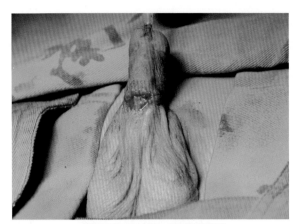

图 6-3-5　第二层皮下缝合

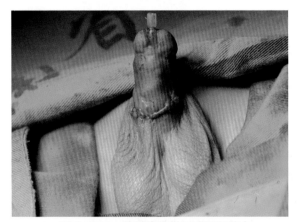

图 6-3-6　外层皮肤纵褥式间断缝合

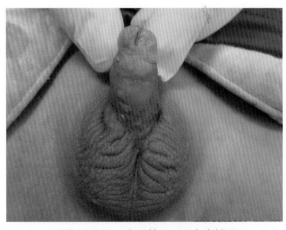

图 6-3-7　术后第 10 天愈合情况

（二）注意事项

1. 确定瘘口远端有无尿道狭窄，若有狭窄一定要解除远端狭窄；否则尿瘘修补极易复发而导致失败。

2. 尿道注水试瘘确定瘘口的位置、数量、大小等。

3. 尽可能使用反应小的细线，如 7-0 可吸收缝线；同时避免出现尿瘘修补处有张力而出现尿道狭窄。

4. 术后早期带支架管轻柔排尿，一般术后第 4 天即可自主轻柔排尿冲洗尿道。

5. 太大的瘘口不适合此术式，应选择其他术式，如转移皮瓣、推进皮瓣或旋转皮瓣、双桥形皮瓣等方法做尿瘘修补或行尿道成形术。

第四节 桥形双蒂阴囊皮瓣推进尿瘘修复术

（一）适应证

尿瘘的瘘口位于阴茎体近侧或阴茎阴囊交界处

（二）手术步骤

1. 膀胱穿刺造瘘，留置 F8 或 F10 的造瘘管，尿道内注水试瘘检查，再次仔细检查明确尿瘘的大小、数目、部位（图 6-4-1）。

2. 尿道内留置多孔硅胶支架管，如果是多发邻近的小瘘口，可以将瘘口之间的皮桥剪断形成一个大瘘口，记号笔标记瘘口周围切缘，切除瘘口周围上皮组织，修剪瘘口创缘，用 6-0 或 7-0 可吸收线连续或间断缝合，使尿瘘的创缘翻向尿道腔内（图 6-4-2）。

3. 根据局部皮肤缺损的部位、大小和形状，设计邻近局部的阴囊桥形双蒂皮瓣，推进覆盖缺损的创面（图 6-4-3）。

4. 切开皮肤皮下至浅筋膜深层；桥形皮瓣呈拱桥样充分游离以方便推进，两端即蒂部。

5. 桥形双蒂皮瓣推进转移，覆盖瘘口区域的皮肤缺损，6-0 可吸收线间断缝合闭合创面；阴囊区间断缝合（图6-4-4）。

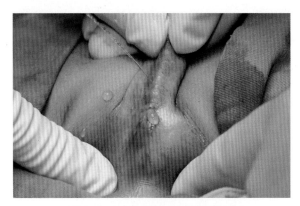

图6-4-1 注水检查提示多发尿瘘

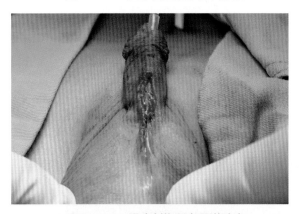

图6-4-2 尿瘘创缘翻向尿道腔内

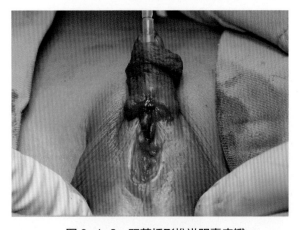

图6-4-3 双蒂桥形推进阴囊皮瓣

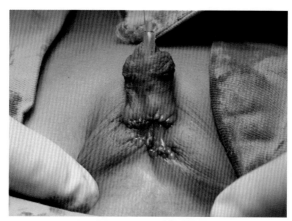

图 6-4-4　关闭切口

（三）手术体会

对于阴茎近端或阴茎阴囊交界处的较大的瘘口，瘘口的第一层闭合较容易。外层皮肤因缺损缝合有时候较困难，皮肤缺损区域较大时采用桥形双蒂阴囊皮瓣推进来完成创面的覆盖是一个很好的选择。桥形皮瓣厚实，循环好，推进覆盖创面后愈合能力强，手术成功率较高；双蒂桥形皮瓣实际上仍属于推进皮瓣的一种，优点是血供好，组织循环好，愈合能力强。

第五节　推进皮瓣尿瘘修补术

尿瘘的修补方法有多种，修补时要依据瘘口的位置、大小、数量，周围局部的瘢痕情况，周围的局部健康组织的丰富程度，有无瘘口合并远、近端尿道狭窄，尤其是远端尿道狭窄等情况来采用个体化的手术方法。

（一）手术步骤

1. 检查瘘口的位置、大小，了解有无尿道狭窄、尿道憩室，特别是有无瘘口远端尿道狭窄（图 6-5-1）。

2. 切开分离瘘管，围绕瘘口设计切口；修剪瘘口的边缘，使瘘口整齐，循环好，用 7-0 或 6-0 可吸收缝合线间断缝合、闭合第一层，皮内缝合使瘘口皮缘翻入尿道腔内（图 6-5-2 ~ 图 6-5-4）。

3. 根据瘘口周围皮肤的情况，设计局部推进皮瓣；根据推进后张力改变的方向设计一个局部推进皮瓣，皮瓣及其皮下组织均需充分游离，使皮下组织形成防漏层覆盖瘘口（图 6-5-5）。

4. 皮下组织与局部组织缝合固定，形成第二层缝合，第三层推进皮瓣、纵褥式间断缝合皮肤（图 6-5-6 ~ 图 6-5-8）。

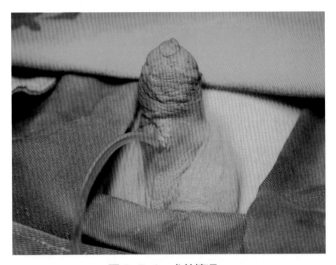

图 6-5-1　术前情况

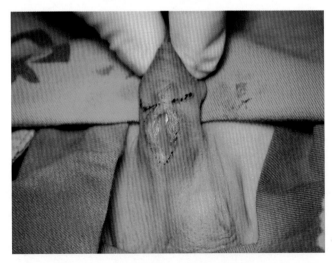

图 6-5-2　设计切口、用记号笔标记切口

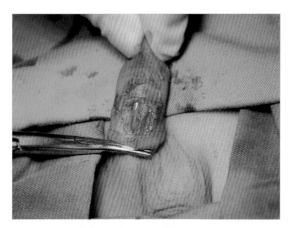

图 6-5-3　沿标志线切开

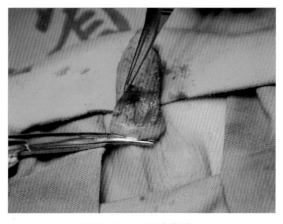

图 6-5-4　设计皮瓣

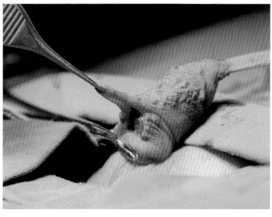

图 6-5-5　调整并设计推进皮瓣

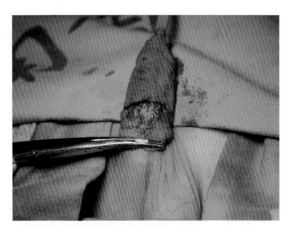

图 6-5-6　瘘口第一层缝合

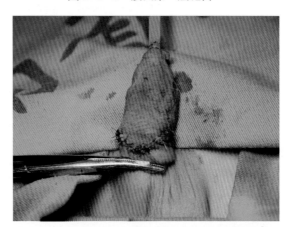

图 6-5-7　瘘口皮下第二层缝合和第三层推进皮瓣的皮肤褥式间断缝合

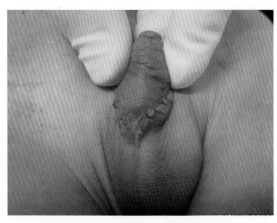

图 6-5-8　术后第 20 天愈合情况

（二）注意事项

尿瘘是尿道下裂术后最常见的并发症。随着医学的进步、缝线的改进等，尿瘘的发生率近年来有所下降，总体的发生率在 10%~15%。尿瘘的发生和术者、手术方式、是否分期手术、手术器械，以及缝合用材料、术后护理等多种因素有关。

第六节　尿道憩室的手术治疗

相对于尿道下裂最常见的术后并发症尿瘘和尿道狭窄，尿道憩室的发生率较低。尿道憩室的发生率和尿道成形时所采用的术式有关，采用保留尿道板的术式中尿道憩室的发生率较低，而采用包皮岛状皮瓣卷管尿道成形类的术式中，尿道憩室的发生率高，文献报道一般发生率为 5% 左右。尿道憩室一般为尿道成形术术后的远期并发症，一般半年后出现，逐渐加重。诊断容易，一般为排尿时阴茎腹侧有"金鱼肚样"改变，以及排尿后轻压阴茎腹侧可见尿液自尿道外口溢出，即尿后滴沥样。尿道造影一般可以清晰显示尿道憩室。尿道憩室的形成通常和憩室远端的尿道狭窄有关系；同时与成形的尿道壁较薄弱，缺少肌纤维等支持组织也有关系。

尿道憩室需要手术矫正，手术目标为解除远端尿道狭窄，重新裁剪憩室壁，成形管径合适的尿道。

（一）手术步骤

1. 术中再次检查尿道，尿道扩张器检查尿道有无狭窄及程度；同时注水实验检查尿道憩室的程度、大小、范围（图 6-6-1、图 6-6-2）。

2. 设计手术切口，如果尿道憩室较小，最好沿憩室壁的一侧做切口；如果尿道憩室较大则可以沿憩室壁的腹侧正中做切口（图 6-6-3）。

3. 切开尿道后检查憩室壁及尿道的远近端的情况，如果有远端尿道狭窄，应解除远端尿道狭窄；自尿道外口插入适当粗细的多孔硅胶支架管；设计憩室壁的切除范围，剪裁多余的憩室壁，尽可能保留壁的皮下组织，一般设计的憩室壁的切除范围的左右侧和阴茎的多余皮肤切除的范围左右侧刚好相反，以方便缝合缘的错开以减少尿瘘；6-0可吸收间断或连续法缝合尿道成形（图6-6-4~图6-6-7）。

4. 去除阴茎腹侧的赘皮，尽可能保留皮下组织，用6-0可吸收缝合线间断缝合皮下肉膜组织并覆盖尿道（图6-6-8）。

5. 缝合皮肤和弹力网套包扎（图6-6-9、图6-6-10）。

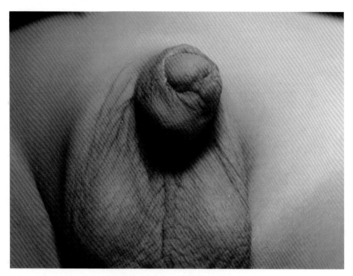

图6-6-1　术前情况

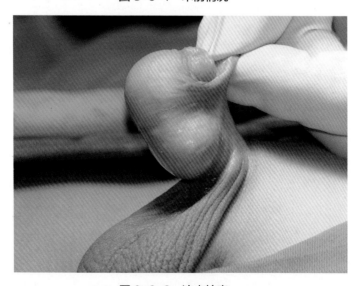

图6-6-2　注水检查

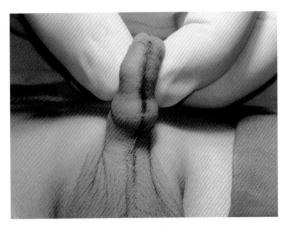

图 6-6-3　设计切口

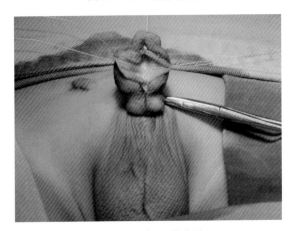

图 6-6-4　切开憩室壁

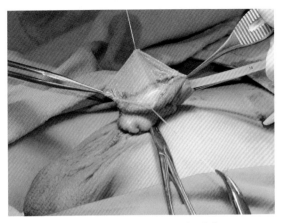

图 6-6-5　设计憩室内壁的切除范围

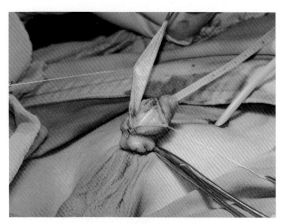

图 6-6-6　切除多余的憩室壁

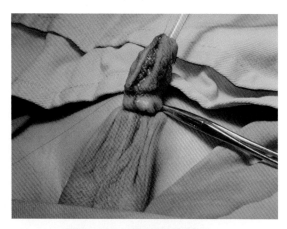

图 6-6-7　缝合关闭尿道腔

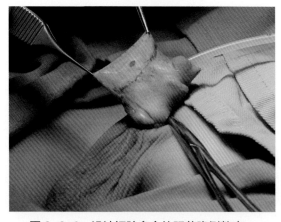

图 6-6-8　设计切除多余的阴茎腹侧赘皮

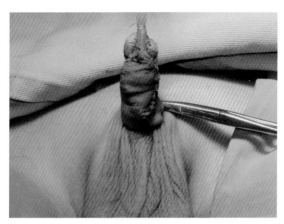

图 6-6-9　缝合阴茎皮肤和切开的狭窄的尿道外口

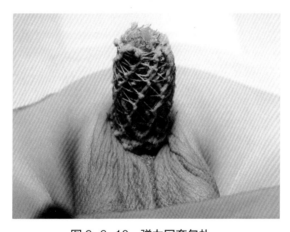

图 6-6-10　弹力网套包扎

（二）手术体会

尿道憩室手术修复的关键在于解除尿道远端的狭窄，利用憩室壁做尿道成形。因此憩室壁的剪裁要适当，用丰富的皮下组织覆盖尿道，错位裁取憩室的内壁及阴茎皮肤。可以使成形的尿道缝合缘错开，有利于组织愈合，避免尿瘘的发生。因憩室壁的组织愈合能力强，手术并不困难。

第七节　尿道下裂合并阴茎阴囊转位矫正手术

尿道下裂越严重，则合并外生殖系统畸形的发生率越高，有文献报道合并外生殖系统畸形中以阴茎阴囊转位最常见，其次为隐睾、鞘膜积液；其发生均与同期的胚胎发育有关。阴茎阴囊转位也可以单独存在，一般有完全性阴茎阴囊转位和不完全性阴茎阴囊转位两种，轻度的不完全转位可以不用手术，重度的转位影响美观，患儿及其家长心理负担较重者则需要手术治疗，可以和尿道下裂同期治疗或分期手术治疗。

既往对于重度尿道下裂合并阴茎阴囊转位多主张分期手术：一期行阴茎伸直术、二期尿道成形术、三期阴茎阴囊转位矫正术。近年随着尿道下裂手术的进步，对于有选择性的部分患者可以采用一期手术完成尿道成形术和阴茎阴囊转位矫正术。

（一）适应证

1. 尿道下裂合并有阴茎阴囊转位，阴茎阴囊转位影响美观且患儿或其家长心理负担重者需要进行手术矫正。

2. 阴茎阴囊转位的阴茎与阴囊交接部位易藏污纳垢、易感染的患儿。

（二）手术设计

尿道下裂合并阴茎阴囊转位，若尿道下裂较重，采用分期手术较稳妥，一期手术时行阴茎伸直加部分远端尿道成形；或阴茎伸直阴茎背侧包皮腹侧转移；二期手术时行尿道成形术加阴茎阴囊转位矫正。

（三）手术步骤

1. 患者阴囊型尿道下裂合并阴茎阴囊转位，既往有 2 次手术史，阴茎已伸直，阴茎腹侧巨大尿瘘；阴茎阴囊交接处易藏污纳垢，充血炎症样改变（图 6-7-1、图 6-7-2）。耻骨上膀胱造瘘尿流改道，先行阴茎阴囊局部皮瓣卷管尿道成形术（图

6-7-3~图 6-7-5）。

2. "M"形切口，即从左阴囊外上方沿阴囊边缘做弧形切口，至阴茎根部腹侧，同法自右侧阴囊外上方沿阴囊边缘做弧形切口，至阴茎根部腹侧，即"M"形切口，组织切开的深度至皮下肉膜层，否则不易游离阴囊皮瓣（图 6-7-6）。

3. 两侧的阴囊皮瓣向阴茎根部靠拢，行阴囊成形，可以行分层直线或"Z"形缝合（图 6-7-7 ~ 图 6-7-10）。

4. 对于阴茎阴囊转位不是太严重、轻度的患者，也可以采用较为简化的术式，阴茎根部两侧的阴囊赘皮给予部分切除，然后间断缝合（图 6-7-11~ 图 6-7-14）。而对于重度的完全性的阴茎阴囊转位患者，则需要分期手术矫正为妥（图 6-7-15、图 6-7-16）。

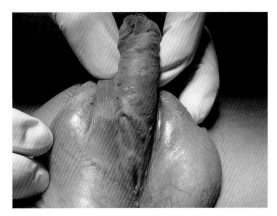

图 6-7-1　阴茎阴囊交接处常有充血炎症存在

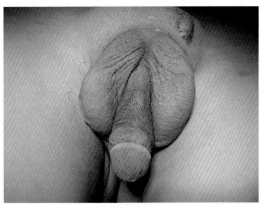

图 6-7-2　阴囊型尿道下裂合并阴茎阴囊转位，有一次尿道下裂成形手术史

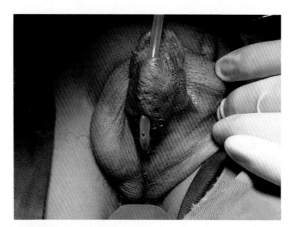

图 6-7-3　阴茎阴囊转位合并阴囊型尿道下裂，巨大瘘口，尿道口位置不到阴茎头

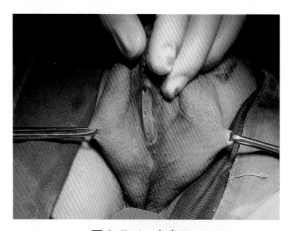

图 6-7-4　大瘘口

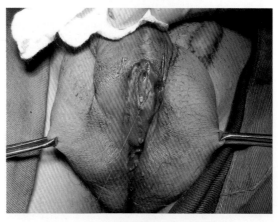

图 6-7-5　局部皮瓣卷管尿道成形

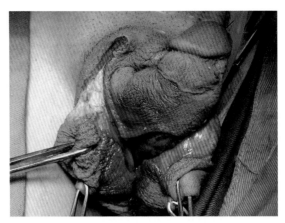

图 6-7-6 "M"形切开

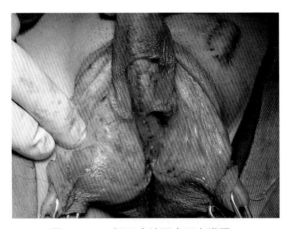

图 6-7-7 切开皮肤至皮下肉膜层

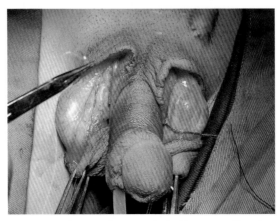

图 6-7-8 切至肉膜层，阴囊移位矫正至阴茎下方

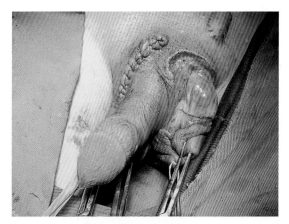

图 6-7-9　切口缝合

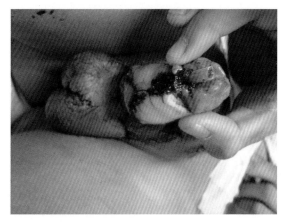

图 6-7-10　术后第 10 天

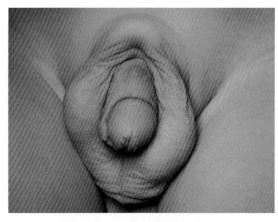

图 6-7-11　第 2 例术前形态

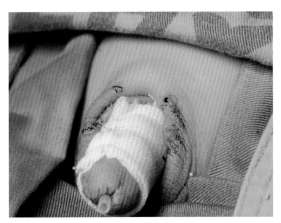

图 6-7-12　尿道下裂术后尿瘘修补后用记号笔标记，矫正阴茎阴囊转位

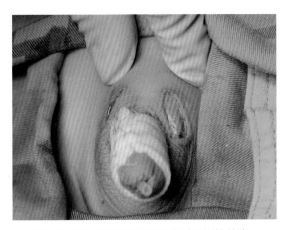

图 6-7-13　切除阴茎根部背侧两侧的赘皮

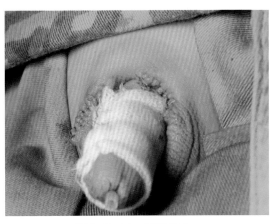

图 6-7-14　间断缝合

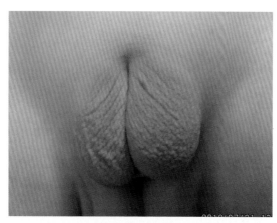

图 6-7-15　第 3 例示范完全性阴茎阴囊转位合并会阴型尿道下裂

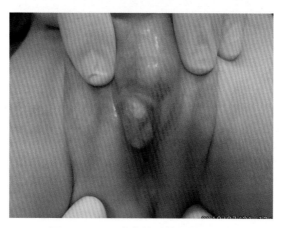

图 6-7-16　完全性阴茎阴囊转位

（四）注意事项

　　"M"形切口切开皮肤皮下，切开不可过浅，应切开至肉膜下层；"M"形切口两侧向阴茎背侧靠拢时，要保留完整的阴茎背侧皮肤，其保留的宽度要足够，以保证阴茎背侧皮肤的血供不受影响。尿道下裂合并阴茎阴囊转位的手术治疗重点仍应放在尿道下裂的手术矫正，阴茎阴囊转位应居于次要地位。因尿道下裂属于"雪中送炭"的手术，而阴茎阴囊转位属于"锦上添花"的手术，轻度或中度的阴茎阴囊转位也并非是必须要完成的手术，多是美观的问题，而尿道下裂是功能性修正的手术，必须要做好。

第八节 "M"形切口阴茎阴囊转位矫正术

（一）适应证

适用于不完全性阴茎阴囊转位，患者或患儿家长有治疗意愿者。

（二）手术步骤

1. 用记号笔先标记切口线，即沿着阴囊外上方阴囊边缘做弧形切口，至阴茎根部腹侧，再自阴茎根部沿阴茎边缘做弧形切口，至另外一侧的阴囊外上方，如"M"形（图6-8-1、图6-8-2）。

2. 切口深达皮下，皮瓣旋转向阴茎根部靠拢。间断缝合皮肤全层（图6-8-3~图6-8-6）。

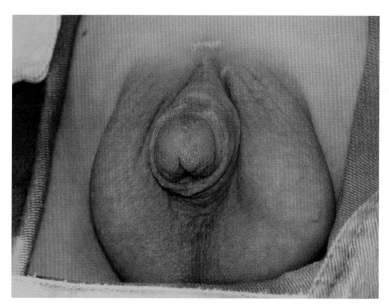

图6-8-1 不完全阴茎阴囊转位术前情况

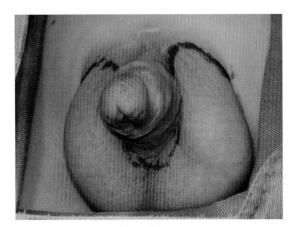

图 6-8-2　用记号笔标记"M"形切口

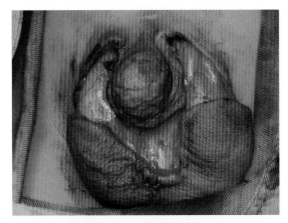

图 6-8-3　切开皮肤皮下

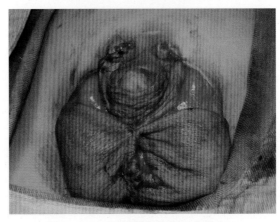

图 6-8-4　阴茎根部靠拢定点缝合

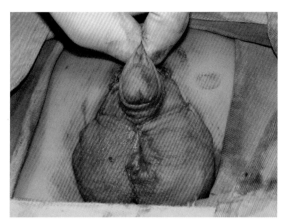

图 6-8-5　间断缝合

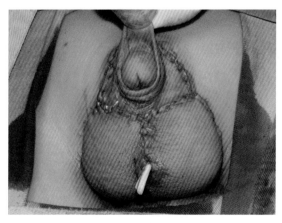

图 6-8-6　术毕情况

（三）手术体会

阴茎阴囊转位可以单独发生，也可与尿道下裂合并存在，可分为完全性和不完全性阴茎阴囊转位。不完全性类型较多见，而完全性转位类型通常合并于重度尿道下裂。对于较轻的不完全性阴茎阴囊转位可不必处理，重点仍应该行阴茎下曲矫正和尿道成形，如患儿家长或患儿感到阴茎阴囊转位不美观而焦虑时可以于尿道成形术后 6 个月再行阴茎阴囊转位矫正较妥。同期手术矫正创伤大，尿道成形的失败率可能会升高。阴茎阴囊转位矫正属于"锦上添花"的手术，手术主要是皮瓣的重新分布，使阴囊上方的皮瓣下移，阴茎外观趋于正常、美观。

第七章
尿道上裂常用术式

第一节　阴茎部尿道上裂尿道成形术
(Thiersch-Duplay 术式)

尿道上裂在男性中的发病率为 1/117 000，可分为完全型尿道上裂（尿失禁型）和不完全型尿道上裂（无尿失禁型）。阴茎型尿道上裂相对多见。表现为尿道被一覆盖在阴茎背侧并向膀胱延伸的黏膜条取代，尿道口开口于阴茎背侧，阴茎严重背曲。所有患者均需要行阴茎伸直术和尿道成形术。完全型（尿失禁型）尿道上裂需要行抗尿失禁手术。尿道上裂手术的目标是重建尿道、控制治疗尿失禁和矫正外生殖器畸形。

Thiersch-Duplay 术式适合于阴茎型尿道上裂的矫正，这类患者一般控尿良好，无尿失禁。

（一）手术步骤

1. 分裂的阴茎头的腹侧，预定新尿道口的位置丝线缝合一针牵引以方便手术（图 7-1-1~ 图 7-1-3）。

2. 距阴茎冠状沟处 3~5mm 行环形切口，尿道板黏膜用记号笔标记，尿道沟内可以留置适当粗细的尿管或多孔硅胶支架管，围绕尿道口 "U" 形记号笔标记后，根据此标志线做非常直和宽的切口，近端绕过尿道外口，远端至阴茎头尖部，深达白膜（图 7-1-4、图 7-1-5）。

3. 阴茎腹侧冠状沟环形切口至 Buck 筋膜，脱套阴茎皮肤，充分伸直阴茎，阴茎背侧的纤维索带需要充分切除，阴茎的背曲充分矫正，同时使阴茎充分延长。通常需要行勃起实验了解背曲矫正是否满意；如果不满意，通常需要行阴茎腹侧海绵体折叠缝合或在阴茎海绵体腹侧的白膜上做平行切口，折叠缝合，效果确切可靠（图 7-1-6）。

4. 阴茎头整形及尿道成形。阴茎背侧的尿道板 "U" 形切口采用间断缝合，尿道板留置适当粗细的多孔硅胶支架管或气囊尿管，阴茎头部纵行切开，新尿道口成形于阴茎头的腹侧；阴茎头局部位于尿道成形的内面的阴茎头表面的黏膜需要剥离切除，间断缝合形成形态正常的阴茎头，新的尿道口重建位于阴茎头腹侧接近于正常的解剖位置。

5. 转移阴茎腹侧的皮瓣至阴茎背侧，修复阴茎创面，间断缝合。弹力网套包扎（图 7-1-6、图 7-1-7）。

（二）注意事项

同样强调阴茎伸直的重要性，纠正阴茎背侧弯曲尤其显得重要，通常尿道上裂有较严重的阴茎背曲，如果不彻底纠正，会导致成年后因严重背曲而无法进行性生活；术中要进行阴茎勃起实验以确定阴茎是否充分伸直，必要时需要行阴茎腹侧白膜折叠紧缩以充分矫正阴茎的上曲，以确保阴茎伸直。

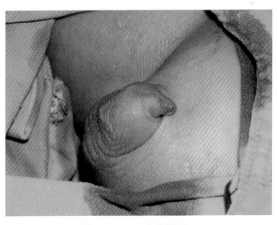

图 7-1-1　术前情况

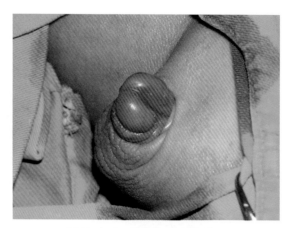

图 7-1-2　术前包皮上翻后

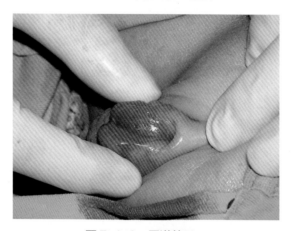

图 7-1-3　尿道外口

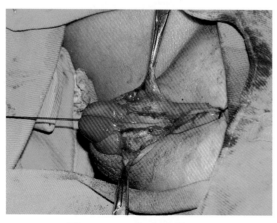

图 7-1-4　"U"形切口

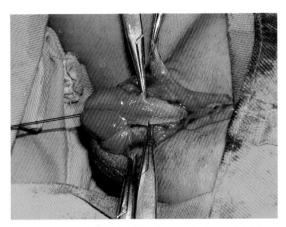

图 7-1-5 尿道板 "U" 形平行切口切开至白膜

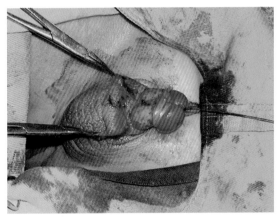

图 7-1-6 阴茎充分伸直，腹侧皮瓣转移至背侧

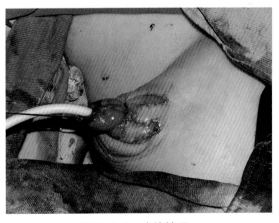

图 7-1-7 术毕情况

第二节　膀胱颈及后尿道重建术
（Young-Dees-Leadbetter 术式）

完全型尿道上裂（尿失禁型）的治疗难度较大，手术比较复杂，手术除需要重建尿道、矫正外生殖器畸形、重建有性功能和较满意外观的阴茎外，非常重要的是在重建尿道的同时治疗尿失禁，使患儿恢复控尿和排尿功能，同时还需要注意避免尿道狭窄，保护肾功能。目前主张完全型（尿失禁型）尿道上裂的患儿手术时机应在 3~5 岁或更晚，主要是 3 岁前患儿多有自然遗尿现象，很难确定尿失禁的程度。3~5 岁后可以确定术后尿失禁的改善情况，同时进行盆底肌肉锻炼和排尿训练。膀胱颈及后尿道重建术（Young-Dees-Leadbetter 术式）适用于完全型尿道上裂患儿。

（一）手术步骤

1. 切口采用下腹部正中切口，切开腹壁各层，显露膀胱前壁，切口至尿道外口（图 7-2-1、图 7-2-2）。

2. 显露膀胱颈部、后尿道；耻骨联合发育不良，为纤维样组织相连，膀胱颈的前壁发育不良、松弛，2 个手指可以插入。切断后显露后尿道、膀胱颈后壁。纵行切开膀胱前壁，切开后输尿管口插入输尿管导管做标记（图 7-2-3、图 7-2-4）。

3. 充分游离膀胱颈、后尿道的前壁、后尿道的侧壁。

4. 裁剪膀胱颈：膀胱前壁的输尿管开口水平以下的膀胱侧壁、后尿道的前壁及侧壁需要用记号笔来标记两条平行线（图 7-2-5）。

5. 重建膀胱颈及后尿道：沿着记号笔标记的平行线剪裁切除部分多余的黏膜条，使形成宽窄适宜的平滑肌条（尿道板），围绕 F10 的气囊尿管，用 6-0 或 5-0 可吸收线间断缝合使其成为肌管，即成为一个比原有膀胱颈及后尿道细而长的管道，4-0 可吸收线再间断缝合肌层加强（图 7-2-6）。至此手术步骤为 Young-Dees

术式，Leadbetter 术式是在此基础上，再行输尿管开口的移位，将输尿管开口移位至膀胱三角区的上方，使形成的膀胱颈及后尿道更长更有力，控尿效果更好。

　　6. 留置膀胱造瘘管，关闭膀胱及逐层关闭切口各层（图 7-2-7）。

　　7. 阴茎段尿道重建及尿道口的正位开口重建同第一节术式；阴茎背曲的矫正与第一节术式相同。阴茎腹侧的皮瓣转移至阴茎背侧覆盖创面（图 7-2-8 ~ 图 7-2-13）。

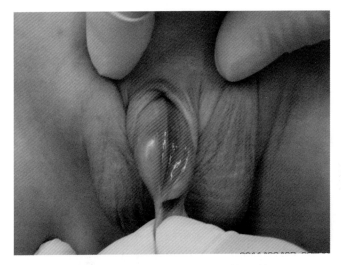

图 7-2-1　术前情况（完全型尿道上裂）

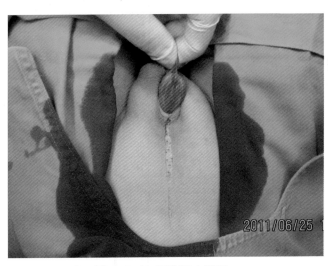

图 7-2-2　下腹正中切口

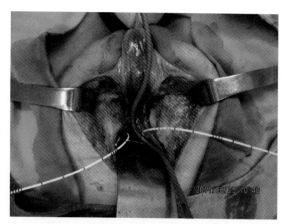

图 7-2-3　切开腹壁各层，膀胱切开

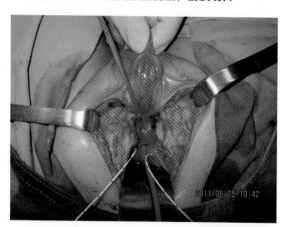

图 7-2-4　耻骨联合分离，显露后尿道及双侧输尿管口

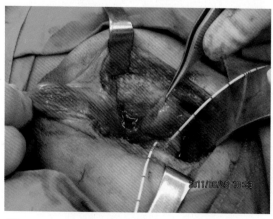

图 7-2-5　显露后尿道及膀胱颈口及输尿管开口

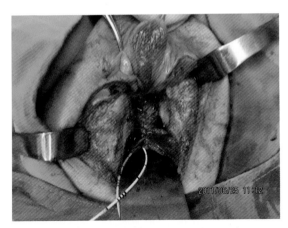

图 7-2-6 后尿道延长及膀胱颈口重建

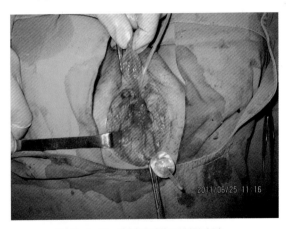

图 7-2-7 留置尿管及关闭膀胱

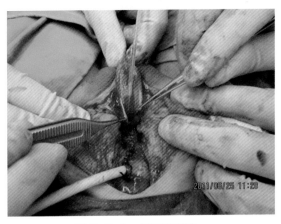

图 7-2-8 前尿道重建

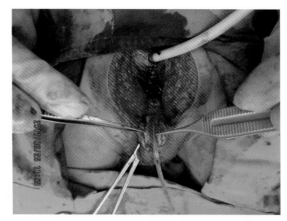

图 7-2-9　阴茎段尿道重建

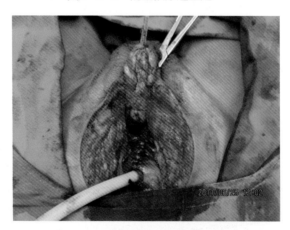

图 7-2-10　尿道重建及膀胱造瘘管留置

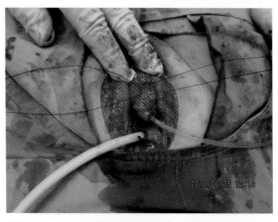

图 7-2-11　阴茎腹侧折叠缝合，阴茎背曲矫正

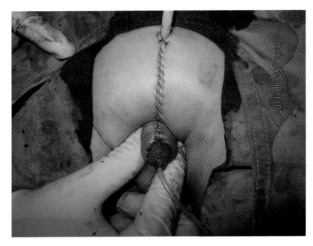

图 7-2-12　术毕情况

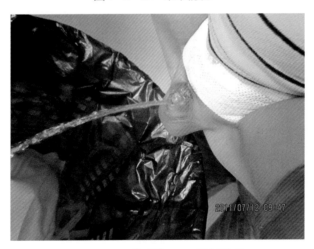

图 7-2-13　术后第 17 天排尿情况

（二）手术体会

完全型尿道上裂即尿失禁型尿道上裂，此类患者的外生殖器畸形较非尿失禁型尿道上裂更加严重。患儿尿道外口开口于阴茎背侧的根部，通常尿道外口宽大，有时候可以容纳 2 根手指深入膀胱。手术不仅仅需要矫正外生殖器的畸形，同时需要行抗尿失禁的手术步骤。手术的难点在于膀胱颈及后尿道的裁剪要适宜，包绕 F10 气囊的尿管的松紧要适宜，太松抗尿失禁效果差，太紧又会引起尿道狭窄，排尿困难。Leadbetter 术式需要行输尿管开口位置的移植，手术步骤有增加，同时也面临重建输尿管开口的狭窄和反流问题。总之，此类患者发病率低，手术例数少，手术效果欠佳，手术难度大，仍需要积累手术例数，提高手术质量和手术效果，提高患者生活质量，以避免二次或多次手术。

第八章
隐匿性阴茎矫形术

　　隐匿性阴茎是一种先天性阴茎发育异常及畸形的疾病，发病率为 0.68%，仅次于包茎和包皮过长。

　　隐匿性阴茎有其特殊的外观及病理特点，为正确诊断隐匿性阴茎，我们需要明确诊断的标准，并与包茎、小阴茎、埋藏阴茎（肥胖）、束缚阴茎、蹼状阴茎等相鉴别，避免误诊。根据阴茎外观及专科检查，我们认为隐匿性阴茎的诊断标准应至少符合以下 5 个条件：①阴茎外观短小、呈锥形，重度的外观表现为尖尖的小包皮，阴茎干完全隐匿。②隐匿在皮下的是发育正常的阴茎体。③包皮与阴茎体不附着，用力向后推挤阴茎根部的皮肤见有正常阴茎体显露，松开后阴茎体迅速回缩。④排除肥胖婴幼儿阴茎体部分埋藏于耻骨前脂肪堆中这一情况。⑤阴茎正常勃起受限或部分受限。

　　针对隐匿性阴茎的病理改变有不同的观点，通过手术中观察，我们发现筋膜发育不良、增厚，甚至变成条索状的纤维组织，弹性差，导致阴茎无法在皮下自由伸缩，皮肤得不到相应的被动扩张。阴茎皮肤组织发育差、短缺，与阴茎干发育不协调。

　　阴茎隐匿的严重程度与纤维索带远端附着点距冠状沟的距离有关，纤维索远端附着点越靠近冠状沟，阴茎隐匿的程度越严重，可分为轻度、中度、重度。在临床工作中，我们发现隐匿性阴茎的就诊情况：儿童就诊较多，而成年人较少，是否有一部分隐匿性阴茎有自愈可能呢？有学者认为，部分隐匿型阴茎随着年龄的增长，症状可以改善，甚至痊愈。我们认为由于其存在特殊的病理改变，部分轻度隐匿性阴茎患儿随年龄增长可能会有不同程度好转，但不会自愈。隐匿性阴茎用内科的治疗方法是不能矫正的，这已经是国内外学者的共识。手术是治疗隐匿性阴茎的唯一选择，临床工作中，我们选择中、重度的隐匿性阴茎手术矫正。

隐匿性阴茎手术方式很多，各有优缺点，手术方式的选择是有争议的，但无论选择何种手术方式，都不外乎两个基本点：①切断阴茎筋膜，完全松解出阴茎体。②合理设计与利用短缺的阴茎皮肤。

目前，我们普遍采用阴茎脱套加花瓣样（内外板交错缝合）缝合法矫正隐匿性阴茎，其本质上为改良的 Shiraki 术 +Devine 术。此方法既能矫正隐匿性阴茎的异常病理改变，完全松解出阴茎干，防止其回缩，又能合理利用包皮，避免了狭窄环的形成。

（一）手术步骤

1. 阴茎皮肤设计：在阴茎根及包皮远端做两个环线标记；在 6 点、2 点、10 点处做纵行标记线，连接远近端环线（图 8-1、图 8-2）。

2. 沿 3 个纵行标记线切开阴茎皮肤至根部环线处（根部环线不切开），沿远端环线切除狭窄的包皮口；在 Buck 筋膜表面向阴茎根部脱套，切断发育不良的筋膜组织，充分松解阴茎干，阴茎外板皮肤外观呈三瓣（图 8-3 ~ 图 8-5）。

3. 于 12 点、4 点、8 点处纵行切开包皮内板，并保护其血供（注意：在冠状沟处不要分离过多，避免内板循环障碍及坏死）；设计好的内板、外板嵌插（图 8-6、图 8-7）。

4. 内、外板三角皮瓣嵌插缝合，呈花瓣状；这样不仅扩大了包皮口，阴茎头外露满意，且避免了狭窄环形成，不会出现"卡脖子"的现象，防止术后回流受阻，导致包皮淋巴水肿（图 8-8 ~ 图 8-10）。

5. 美皮贴、弹力网套适度加压包扎，留置尿管（图 8-11）。

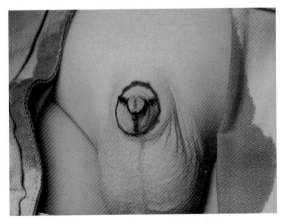

图 8-1　用记号笔标记（正面观）

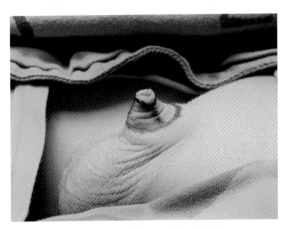

图 8-2　记号笔标记（侧面观）

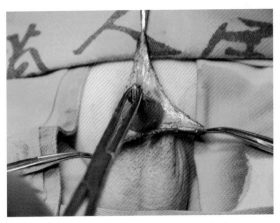

图 8-3　沿纵行标记线切开阴茎皮肤

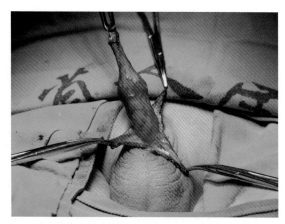

图 8-4 阴茎脱套，切断发育不良的筋膜组织

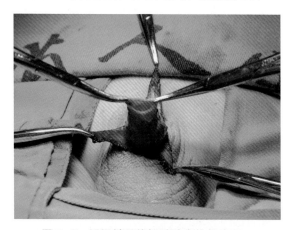

图 8-5 沿远端环线切除狭窄的包皮口

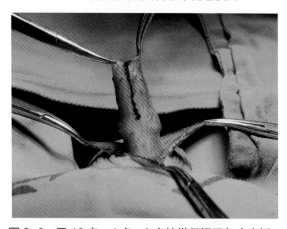

图 8-6 于 12 点、4 点、8 点处纵行切开包皮内板

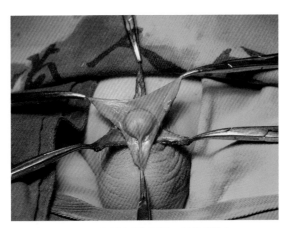

图 8-7 设计好的内板、外板嵌插

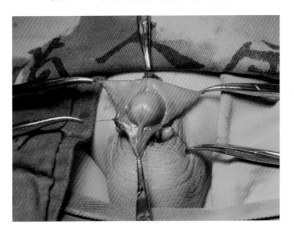

图 8-8 内、外板三角皮瓣嵌插缝合，呈花瓣状

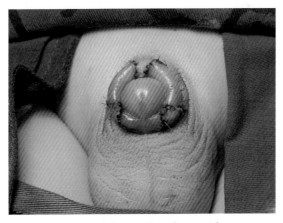

图 8-9 缝合后的外观（正面观）

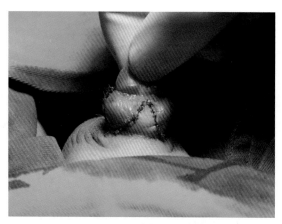

图 8-10　缝合后的外观（背面观）

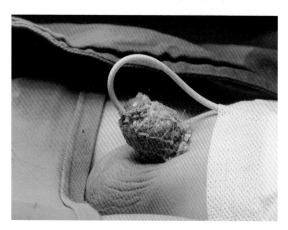

图 8-11　美皮贴、弹力网套包扎，留置尿管

（二）手术注意事项

①包皮发育量少，避免手术之初就切除部分包皮。②避免阴茎根部及远端狭窄环的出现，防止阴茎远端水肿。③保护皮肤循环，尤其是内板皮瓣。

（三）手术体会

隐匿性阴茎的手术方法有很多，但治疗的基本原则一般为：①扩大狭窄的包皮口，合理、最大化应用阴茎皮肤。②切除限制阴茎伸长的纤维索带、增厚的筋膜，松解牵出隐匿的阴茎海绵体，解除束缚。③根据隐匿程度及包皮量的发育情况，也可采用两瓣法（于3点、9点处切开包皮外板，于6点、12点处切开包皮内板），或内外板斜面吻合，但一定要避免出现狭窄环。④是否行阴茎的根部固定来防止出现阴茎回缩，这是个有争议的问题。术后阴茎回缩会影响阴茎外观。阴茎固定分内固定与外固定，内固定是将阴茎根部的皮肤内缝合固定于阴茎根部的白膜或耻骨骨膜，而外固定是在缝合好阴茎皮肤后在皮肤外将皮肤与阴茎白膜缝合固定，目的是尽可能显示阴茎长度而不回缩。我们的体会是阴茎固定往往不容易成功，达不到理想的状态。要么固定不牢固，达不到效果，要么缝合处皮肤会凹陷，同样影响美观。目前我们不再做固定，术后包扎 10 天以上再拆除敷料，一般效果较好。